CONTRIBUTION A L'ÉTUDE

DE

L'ÉLECTRO-DIAGNOSTIC

EXPLORATION DES NERFS MOTEURS ET DES MUSCLES

A L'ÉTAT PHYSIOLOGIQUE ET PATHOLOGIQUE

Par A. ESTORC

DOCTEUR EN MÉDECINE

Interne des Hôpitaux de Montpellier (Concours du 1er Décembre 1879),
Ancien élève de l'École pratique d'Anatomie.
Ex-secrétaire de la Société médicale d'Émulation,
Collaborateur de la *Gazette hebdomadaire des Sciences médicales de Montpellier.*

MONTPELLIER

TYPOGRAPHIE ET LITHOGRAPHIE BOEHM ET FILS

IMPRIMEURS DE LA GAZETTE HEBDOMADAIRE DES SCIENCES MÉDICALES
ÉDITEURS DU MONTPELLIER MÉDICAL, DE LA REVUE DES SCIENCES NATURELLES.
DE LA SOCIÉTÉ LANGUEDOCIENNE DE GÉOGRAPHIE.

1883

CONTRIBUTION A L'ÉTUDE

DE

L'ÉLECTRO-DIAGNOSTIC

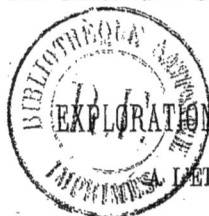

EXPLORATION DES NERFS MOTEURS ET DES MUSCLES

A L'ÉTAT PHYSIOLOGIQUE ET PATHOLOGIQUE

Par A. ESTORC

DOCTEUR EN MÉDECINE

Interne des Hôpitaux de Montpellier (Concours du 1er Décembre 1879),
Ancien élève de l'École pratique d'Anatomie.
Ex-secrétaire de la Société médicale d'Émulation,
Collaborateur de la *Gazette hebdomadaire des Sciences médicales de Montpellier*.

MONTPELLIER

TYPOGRAPHIE ET LITHOGRAPHIE BOEHM ET FILS

IMPRIMEURS DE LA GAZETTE HEBDOMADAIRE DES SCIENCES MÉDICALES
ÉDITEURS DU MONTPELLIER MÉDICAL, DE LA REVUE DES SCIENCES NATURELLES,
DE LA SOCIÉTÉ LANGUEDOCIENNE DE GÉOGRAPHIE.

1883

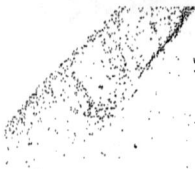

A MON PÈRE ET A MA MÈRE

A MES DEUX FRÈRES PAR LE CŒUR

Le Docteur **DÉSIRÉ FÉRAUD**

Médecin de la Marine,

ET

JULES TOURNAL

A TOUS MES PARENTS

A. ESTORC.

A MES MAITRES DANS LES HOPITAUX

Messieurs les Professeurs DUPRÉ et DUBRUEIL

MESSIEURS LES PROFESSEURS AGRÉGÉS

Batlle, Pécholier, Gayraud, Mossé, Regimbeau, Chalot

Monsieur le Médecin principal CASTEX

Directeur du Service de santé du 16ᵉ Corps d'armée.

A MESSIEURS LES PROFESSEURS

ESTOR, JAUMES, MOITESSIER

A MESSIEURS LES PROFESSEURS AGRÉGÉS

CARRIEU, LANNEGRACE

A. ESTORC.

A LA MÉMOIRE DE MON MEILLEUR AMI

Le Docteur R. CAIZERGUES

Chef de Clinique Médicale.

A MON AMI

J. MONESTIER

Ingénieur des Ponts et Chaussées.

. A MES AMIS

LOUIS ESTOR, EUGÈNE ESTOR, MICHEL HARALAMB

A MON CHER AMI ET COLLÈGUE

Le Docteur A. BROUSSE

A MES AMIS ET COLLÈGUES

Le Docteur Ch. TOURVIEILHE et L. BONNEFOUS

A MES COLLÈGUES D'INTERNAT

A TOUS MES AMIS

A. ESTORC.

INTRODUCTION

Dans ces dernières années, on s'est beaucoup occupé des différentes applications de l'électricité au diagnostic et au traitement des maladies nerveuses. Il est cependant facile de voir, en parcourant les publications les plus récentes, que rien de définitif n'est encore fait sur toutes ces questions. On se heurte à d'incessantes difficultés quand on veut classer, coordonner et synthétiser les données relatives à l'électro-diagnostic et à l'électro-thérapie.

Nous avons été spécialement frappé des nombreuses lacunes que présente l'exposé classique de l'exploration électrique des nerfs moteurs et des muscles, et, par suite, l'idée nous est venue de consacrer à l'étude de cet important sujet notre Thèse inaugurale.

N'ayant nullement l'intention de traiter la question *in extenso* et au point de vue didactique, nous avons *à dessein* négligé tout ce qui est historique ou érudition pure.

Notre seul but a été de bien préciser, soit par des emprunts aux auteurs les plus autorisés, soit surtout par des recherches personnelles de contrôle, les notions qui sont nécessaires au *praticien* pour faire de l'*électro-diagnostic au lit du malade*.

Au cours de nos expériences, notre attention a été vivement attirée par certaines particularités relatives à la résistance du corps humain au passage du courant électrique, et nous avons dû étudier avec soin cette résistance chez l'homme sain et malade, sans nous écarter du reste, pour cela, de notre programme.

Notre travail se divise tout naturellement en deux parties : l'une concernant l'exploration des nerfs et des muscles à l'état physiologique (électro-physiologie), et l'autre à l'état pathologique (électro-diagnostic). Cette dernière partie est terminée par un tableau général des réactions électriques observées dans les diverses maladies du système nerveux, tableau qui représente, à proprement parler, la synthèse clinique et appliquée de notre Thèse tout entière. Ajoutons qu'il nous a paru indispensable de faire précéder l'exposé de nos recherches de la description, donnée une fois pour toutes, de l'appareil que nous avons employé.

Nous ne saurions terminer cette courte Introduction sans adresser nos sincères remerciements à M. le professeur Combal pour les nombreux témoignages d'affection qu'il nous a donnés jusqu'à ce jour. Depuis le début de nos études médicales, et spécialement pendant notre Internat dans son service, il nous a constamment aidé de ses conseils ; à diverses reprises, en de pénibles circonstances, il nous a prodigué ses soins avec la plus grande sollicitude ; qu'il nous soit permis de lui exprimer aujourd'hui nos sentiments de profonde reconnaissance.

Un devoir aussi grand pour nous est d'inscrire ici le nom de notre cher, bien cher Maître, le professeur Grasset. Il n'a jamais cessé de nous témoigner le plus vif intérêt ; c'est lui qui nous a donné la première idée de ce travail, et nos recherches ont été faites sous sa direction. Qu'il reçoive de son élève l'assurance d'une gratitude sans bornes et d'un dévouement à toute épreuve.

M. le professeur agrégé Regimbeau a mis à notre entière disposition, avec une extrême obligeance, les ressources matérielles si nombreuses de son magnifique Institut d'électro-thérapie. Il a surtout facilité notre étude par le précieux concours de ses connaissances approfondies en électricité médicale. Nous sommes heureux de lui adresser nos meilleurs remerciements.

Un bienveillant accueil nous a été fait également à la Salpêtrière par M. le professeur Charcot, qui nous a permis de travailler à loisir dans ses divers laboratoires et de recueillir dans son service un nombre assez considérable d'observations. Il daignera recevoir l'hommage de notre respectueuse reconnaissance. — Nous ne pourrions aussi trop vivement remercier son chef d'électro-thérapie, le Dr Romain Vigouroux, qui nous a communiqué plusieurs faits cliniques intéressants, et dont les conseils éclairés nous ont été d'un puissant secours.

Nous exprimerons enfin notre vive gratitude à Mlle Marie Cutzarida et à notre ami Étienne Batlle, pour les services très grands qu'ils nous ont gracieusement rendus dans l'interprétation des ouvrages allemands, ainsi qu'à notre cher ami Louis Puech, qui a bien voulu nous prêter sa précieuse collaboration dans toutes nos recherches.

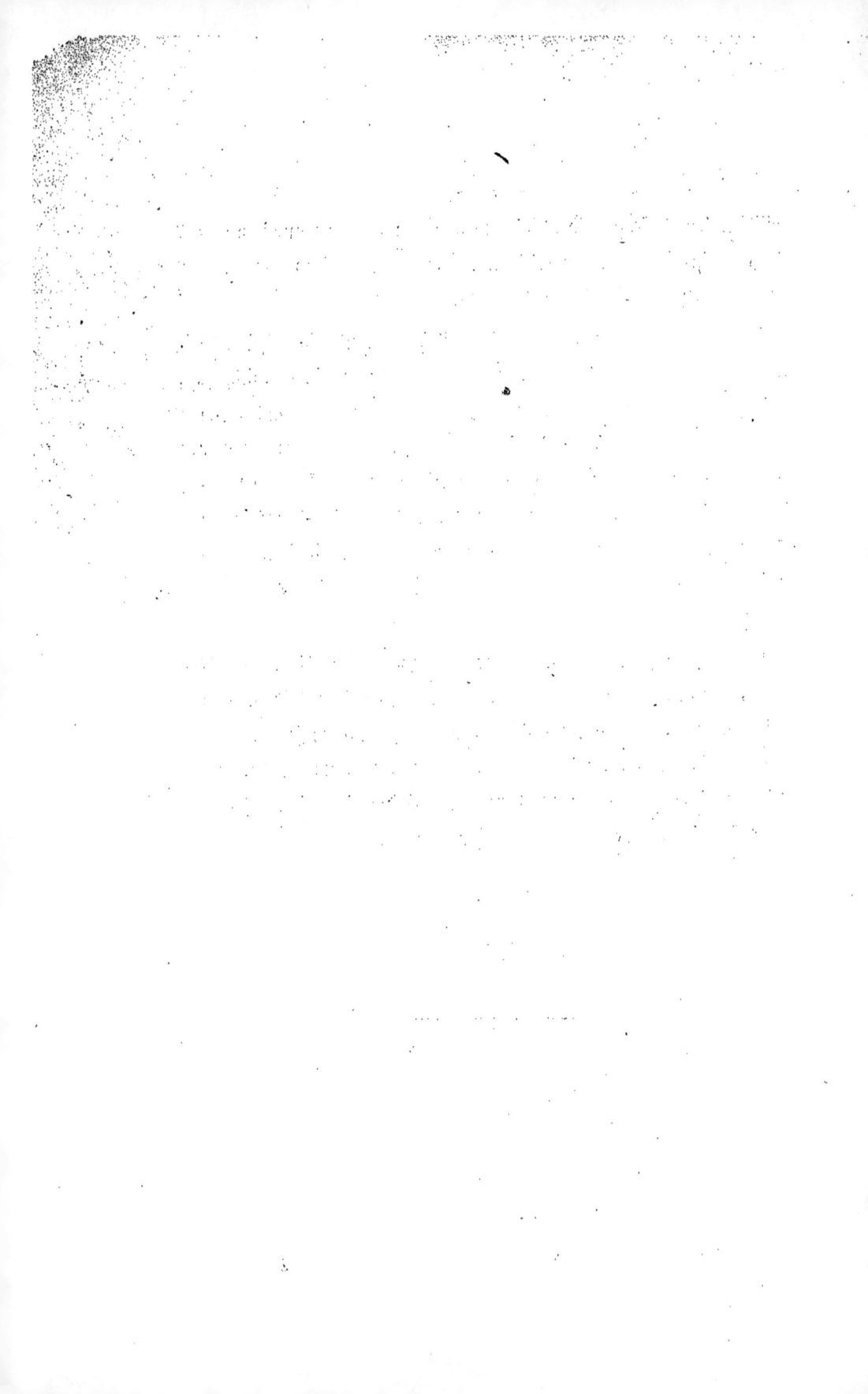

CONTRIBUTION A L'ÉTUDE

DE

L'ÉLECTRO-DIAGNOSTIC

EXPLORATION DES NERFS MOTEURS ET DES MUSCLES

A L'ÉTAT PHYSIOLOGIQUE ET PATHOLOGIQUE

DESCRIPTION DE L'APPAREIL.

Dans nos expériences, nous nous sommes servi d'un appareil farado-galvanique, introduit depuis peu dans la pratique médicale et d'une extrême commodité. Il sort des ateliers de la maison Audriveau et a été construit sur les plans fournis par le Dr Romain Vigouroux. Voici en quoi il consiste :

Une armoire de dimensions assez considérables et renfermant quatre-vingts éléments de Leclanché au chlorhydrate d'ammoniaque, est surmontée d'une tablette horizontale placée à la hauteur d'une table ordinaire. En arrière de cette tablette se trouve une planche verticale à laquelle sont adaptés trois collecteurs et un trembleur ; les deux collecteurs de gauche sont destinés aux courants continus et permettent d'employer jusqu'à soixante et douze éléments ; celui de droite est destiné aux courants induits, que l'on peut produire graduellement en se servant de un jusqu'à sept éléments.

Sur le parcours du courant continu et, bien entendu, sur la tablette horizontale, se trouvent un interrupteur, un commutateur et un galvanomètre divisé en milli-ampères. On peut, si la chose est nécessaire, intercaler un rhéostat dans le circuit, et cela au moyen d'une manette qui, décrivant un quart d'arc de cercle, s'appuie à volonté, soit sur un bouton qui permet d'utiliser ce rhéostat, soit sur un autre bouton qui en fait abstraction.

A droite de toutes ces pièces se trouve un charriot Du Bois-Reymond. La bobine dans laquelle se développe le courant induit est rapprochée ou écartée à volonté de la bobine inductrice, qui peut l'emboîter, au moyen d'un crémaillère horizontale placée au-dessous de la tablette et que fait mouvoir une petite manivelle située en avant de l'appareil. Un mètre disposé horizontalement et très près du charriot indique le degré de rapprochement des bobines. — Il y a trois bobines destinées au courant induit et différant entre elles par la grosseur du fil, qui est très gros, moyen ou très fin. On remplace à volonté l'une par l'autre, suivant les besoins du moment. — Le trembleur se règle avec un pas de vis, de façon à donner des intermittences très lentes ou très rapides.

Les rhéophores s'adaptent à deux bornes posées vers le milieu et sur le bord antérieur de la tablette horizontale.

Toutes les pièces que nous venons de décrire sont disposées de telle manière que l'on peut très facilement, avec la main gauche, se servir de l'interrupteur et du commutateur, ou bien déplacer certaines manettes et passer des courants continus aux courants induits, en recueillant l'extra-courant ou le courant induit et faisant marcher la bobine au moyen de la manivelle, tandis qu'avec la main droite munie d'une électrode, on explore les nerfs et les muscles, la plaque indifférente étant placée sur le sternum.

Le trembleur ne sert pas uniquement aux courants induits ; il peut être aussi intercalé dans le circuit du courant continu, que l'on transforme ainsi en courant intermittent.

En somme, cet appareil, très perfectionné, répond à toutes les exigences de la pratique, et, bien qu'au premier abord il paraisse compliqué, il est très facile à manier.

PREMIÈRE PARTIE

ELECTRO-PHYSIOLOGIE

CHAPITRE PREMIER.

Action du courant galvanique.

L'exploration électrique des nerfs moteurs et des muscles se fait avec le courant galvanique et le courant induit. Nous étudierons successivement l'action de chacun de ces deux courants : 1° sur les nerfs moteurs ; 2° sur les muscles.

§ I. — Action du courant galvanique sur les nerfs.

Méthodes d'explorations. — La première question qui s'impose est celle de la méthode à suivre dans l'emploi du courant. Quelles règles faut-il observer pour électriser une branche nerveuse et comment doit-on s'y prendre pour analyser exactement les réactions obtenues ? La chose est facile dans les expériences sur les animaux. Le nerf à examiner est entièrement mis à nu et isolé dans une étendue assez considérable de son trajet ; en deux points différents, aussi éloignés que possible l'un de l'autre, sont appliquées les électrodes ; on fait ensuite passer le courant qui entre par le pôle positif et sort par le pôle négatif après avoir parcouru dans toute sa longueur le segment nerveux intermédiaire. Il est dit *ascendant* s'il se rapproche du milieu du corps, de l'axe cérébro-spinal, *descendant* au contraire s'il s'en éloigne et se dirige vers la périphérie. On le supprime et on le rétablit à diverses reprises, en augmentant chaque fois son intensité et observant ce qui se passe dans le domaine musculaire du nerf excité. Les effets se révèlent par des secousses, des contractions plus ou moins marquées, qui sont comparées entre elles au point de vue de leur force, de leur durée et du moment précis où elles se produisent.

Dans ces conditions, toute cause d'erreur est évitée. Le courant suit toujours une direction bien déterminée ; il traverse le nerf en droite ligne, sans diffuser vers les parties voisines, sans rien perdre, par suite, de sa densité. Aussi les résultats sont-ils des plus satisfaisants. Pflüger [1] les a le premier exposés, en 1860, dans une loi célèbre qui porte son nom. Il est utile de la connaître exactement, car elle a servi de point de départ et de base aux nombreuses recherches faites jusqu'à ce jour en électricité médicale.

Elle comprend les trois propositions suivantes :

1° Avec les courants faibles, dans les deux directions : secousse à la fermeture, repos à l'ouverture ; la secousse de fermeture du courant ascendant est plus forte que celle du courant descendant;

2° Avec les courants moyens ascendants ou descendants : secousse à l'ouverture et à la fermeture ; la secousse d'ouverture est plus faible que celle de fermeture ;

3° Avec les courants très forts : secousse à l'ouverture et repos à la fermeture si le courant est ascendant, secousse à la fermeture et repos à l'ouverture s'il est descendant.

En résumé et dans une formule plus générale, le courant n'agit qu'à la fermeture et à l'ouverture du circuit ; durant son passage, le nerf exploré et son muscle congénère restent silencieux ; quant à ses effets, ils dépendent entièrement de son intensité et de sa direction.

---

[1] Pflüger : *Untersuchungen üb. d. Physiologie des Elecktrotonus.* Berlin, 1839

Ces faits sont admis sans réserve par la plupart des physiologistes, qui les prennent ordinairement pour guide dans leurs travaux. Mais quand on essaie de les réaliser chez l'homme vivant, on se trouve en présence d'insurmontables difficultés. Les nerfs ne peuvent plus en effet être dépouillés, isolés et mis directement en contact avec les électrodes. Ils sont entourés de parties molles, de couches plus ou moins épaisses de tissus conducteurs dans lesquels le courant s'égare. La densité de celui-ci cesse d'être uniforme ; elle est constamment plus grande à la surface, dans les points de l'épiderme en rapport immédiat avec les pôles, que profondément au voisinage des fibres nerveuses. Elle diminue même avec tant de rapidité, qu'il est permis de considérer dans l'espace intrapolaire, pour peu qu'il soit étendu, une partie du nerf comme non traversée par l'agent électrique. Enfin, il est surtout impossible d'obtenir une direction unique et constante du courant, qui se divise et diffuse pour ainsi dire en tous sens.

Ces diverses raisons suffisent évidemment pour empêcher le praticien de procéder chez l'homme comme les physiologistes sur les animaux. Il semblerait donc au premier abord que la loi de Pflüger, si utile dans les laboratoires, doit être en clinique absolument rejetée. Heureusement, il n'en est pas ainsi : Chauveau a tout concilié en expliquant d'une façon rigoureuse chacun des termes de cette loi et nous donnant une méthode sûre et précise d'exploration.

Par une série de remarquables expériences [1], cet habile observateur a démontré que l'irritation exercée par le courant galvanique sur une branche nerveuse a lieu seulement aux pôles et part de là ; l'excitation de fermeture se produit uniquement au pôle négatif et celle d'ouverture au pôle positif ; la première est en outre plus forte que la seconde. Il a reconnu aussi que la

---

[1] Chauveau ; Théorie des effets physiologiques produits par l'électricité. (*Journ. de physiologie de Brown-Sequard*, 1859-60, tom. II et III.) — Comptes rendus Acad. des Sciences, 1875 et 1876.

partie centrale du nerf moteur est plus irritable que sa partie périphérique, et qu'avec les courants très forts il se développe aux deux pôles des résistances considérables à la propagation de l'excitation électrique, résistances qui croissent avec l'intensité et la durée de fermeture du courant.

Rapprochées de la loi de Pflüger, ces données permettent de la comprendre aisément.

1° Avec les courants faibles, on n'obtient qu'une secousse à la fermeture, parce que l'excitation de fermeture est seule assez forte pour apparaître. La secousse est plus marquée avec le courant ascendant, parce que la partie centrale du nerf où se trouve alors placé le pôle négatif est plus excitable que sa portion périphérique.

2° Avec les courants moyens, l'effet du pôle négatif dominant toujours, la secousse de fermeture dans les deux directions l'emporte de beaucoup sur celle d'ouverture.

3° Avec les courants très forts, les résistances qui se forment aux pôles et ne disparaissent que lentement, empêchent la propagation, jusqu'au muscle, de l'excitation de fermeture pour le courant ascendant, de celle d'ouverture pour le courant descendant.

Le fait capital qui ressort de ces explications est que les phénomènes d'excitabilité dépendent uniquement de la diversité d'action des pôles. Inhérente à la nature même de chacun de ces pôles, cette action ne change jamais avec le sens du courant, dont il ne faut par suite tenir aucun compte. Dès lors, l'examen galvanique des nerfs moteurs est de beaucoup simplifié Il se réduit à l'étude des effets produits séparément par chaque électrode, positive ou négative. C'est là l'objet de la méthode polaire, que nous allons exposer.

Méthode polaire. — Elle consiste essentiellement dans l'emploi de deux électrodes de surface très inégale. La plus grande est appliquée sur une région aussi éloignée que possible du nerf à explorer ; l'autre au contraire est fixée sur ce nerf ou dans son voisinage. Il est évident que, dans ces conditions, l'excitation locale due au passage du courant sera moins forte au niveau de la première électrode que de la seconde. La densité [1] d'un courant électrique est, en effet, en raison inverse de la surface d'application. Si l'on a soin de donner à l'électrode la plus large une étendue considérable, l'excitation correspondante devient si faible qu'elle n'est plus appréciable ; les réactions disparaissent et l'électrode, jouant le rôle d'un simple conducteur, ne sert plus qu'à fermer le circuit. La scène tout entière se passe alors du côté opposé, sur le nerf lui-même, auprès de la fine électrode, dont les effets, seuls apparents, n'en sont que mieux analysés. En faisant varier le sens du courant, on peut à volonté obtenir à cet endroit une excitation par le pôle négatif ou par le pôle positif.

On voit, en somme, le principe de la méthode : *elle supprime l'action d'un pôle pour dégager celle de l'autre pôle et faciliter ainsi son étude.*

La disposition expérimentale qui donne une idée type de cette excitation unipolaire est la suivante : Le sujet qui doit la subir est placé dans un bain d'eau salée qui le recouvre à moitié ; sur la partie émergente, on choisit un nerf superficiel que l'on met

---

[1] Par *densité* du courant, on entend le rapport qui existe entre son intensité et la section du conducteur. Pour bien comprendre cette définition, on n'a qu'à considérer le courant électrique comme formé d'un certain nombre de filets parallèles les uns aux autres et en nombre proportionnel à l'intensité. Plus il y a de ces filets dans l'unité de section du conducteur, et plus est grande la densité du courant en ce point. Supposons un courant formé de mille filets et passant successivement dans deux conducteurs métalliques ayant respectivement, l'un un centimètre carré, l'autre deux centimètres carrés de section : l'intensité est la même dans les deux conducteurs, mais la densité est moitié moindre dans le second que dans le premier. Erb compare le courant à la chevelure d'une jeune fille qu'on peut réunir en un même faisceau ou tresser en natte plus large, sans faire varier le nombre de cheveux.

en contact avec une étroite électrode ; la deuxième électrode plonge au contraire dans le liquide. Il va de soi que le courant, établi successivement dans les deux sens, se perd toujours dans l'eau sur une immense surface, sans provoquer la moindre secousse, tandis qu'il agit sur le rameau nerveux avec un très grande netteté [1].

Dans la pratique, ces conditions ne sont jamais réalisées. Il serait d'abord peu commode d'avoir à plonger chaque fois son malade dans un bain : la nature même de l'affection à traiter pourrait ensuite formellement s'y opposer. Mais on se rapproche suffisamment des résultats très complets ainsi obtenus, en procédant de la manière suivante.

Le pôle actif est placé sur le nerf à examiner. On choisit pour cela les points les plus accessibles de son trajet, ceux qui sont situés immédiatement sous la peau, les points d'émergence et de bifurcation, les parties surtout qui se trouvent en rapport avec des saillies osseuses, des surfaces résistantes contre lesquelles on peut facilement les comprimer. Chaque rameau, chaque filet nerveux, a ses points d'élection dont il faut connaître le siège. Des notions précises d'anatomie et une certaine habitude les feront rapidement découvrir [2].

---

[1] Chauveau; Comptes rendus Acad. des Sciences, 1875-1876.

Teissier ; *De la valeur thérapeutique des courants continus.* Thèse d'agrégation, pag. 31.

[2] Nous avons cru utile d'indiquer les points d'élection des nerfs que le praticien a le plus souvent à électriser ; ceux, par exemple, du spinal pour le torticolis, du péronier pour la paralysie infantile, etc... Nous les avons réunis dans un tableau d'ensemble qu'on trouvera à la fin de la partie physiologique de notre travail. — En regard des points d'élection de chaque branche nerveuse, sont résumés sommairement les effets du courant, les mouvements produits par l'excitation électrique. — Nous ne dirons rien de spécial pour les muscles, cela nous entraînerait beaucoup trop loin ; du reste, l'excitation musculaire directe est assez facile et l'on peut rapidement arriver à la pratiquer d'une façon très suffisante sans qu'il soit nécessaire de donner à se sujet de nombreuses indications anatomiques.

Le pôle indifférent est appliqué sur le sternum. On doit préférer cette région dans la plupart des cas, pour divers motifs. Elle présente une étendue considérable ; des deux côtés, la voie est la même et la résistance égale pour la diffusion du courant ; celui-ci pénètre, en outre, directement dans la grande masse du tronc, où il perd très vite sa densité ; enfin il n'y a, dans le voisinage, ni nerfs ni muscles qui puissent gêner l'exploration. On ne saurait trouver ailleurs des avantages si nombreux. La nuque est trop près du bulbe et du cerveau, qu'un fort courant peut atteindre ; le sacrum est en rapport trop intime avec les derniers nerfs rachidiens ; l'épigastre est beaucop trop sensible pour supporter une assez vive excitation. Quant à la main, la cuisse, la rotule, il n'est permis de les utiliser que dans des circonstances spéciales, quand il s'agit par exemple d'explorer une branche nerveuse voisine du sternum.

Dans tous les cas, il faut avoir soin de bien fixer les pôles aux points d'application. Celui qui porte sur le nerf est généralement représenté par une électrode ordinaire à manche que l'observateur tient lui-même appliquée. La théorie exigerait sans doute que l'extrémité en fût aussi étroite que possible ; mais il est à ce sujet des limites qu'on ne saurait dépasser. Une tige trop fine ne peut être aisément maintenue sur un filet nerveux qui glisse et fuit devant elle, se dérobant en quelque sorte à la pression. Il est indispensable que ses dimensions, restant d'ailleurs toujours assez faibles, soient surtout en rapport avec le degré de localisation que l'on veut obtenir.

L'électrode sternale doit offrir constamment une large surface ; le plus souvent, c'est une plaque en zinc ayant $0^m,10$ de côté qu'on fixe sur la poitrine avec une ceinture élastique. Une dernière précaution est de mouiller les électrodes avant de commencer l'exploration.

Cela posé, il n'y a plus qu'à faire agir le courant et à noter ses effets. Ici se placent de nouveaux et importants détails. Les

modifications que subissent les secousses musculaires dues à
l'agent électrique sont de plusieurs ordres ; elles dépendent : en
premier lieu de l'intensité du courant employé, ensuite de la
nature du pôle (négatif ou positif) appliquée sur le nerf, enfin
du moment précis (fermeture ou ouverture du circuit) où elles se
produisent. C'est à ce triple point de vue qu'il faut les étudier.
Voici la marche à suivre recommandée par Erb à ce sujet[1].

On débute par un faible courant qu'on établit et interrompt
successivement à trois reprises pour chaque pôle. Trois fois
d'abord, le pôle négatif étant sur le nerf, on ferme et on ouvre
le circuit ; la direction est changée à l'aide d'un commutateur,
et trois fois encore la même manœuvre est renouvelée pour le
pôle positif. Il va sans dire qu'à chaque fermeture et ouverture
on observe attentivement ce qui se passe dans les muscles. Une
deuxième exploration est pratiquée de la même manière avec
un courant plus intense, puis une troisième, et toujours ainsi, en
augmentant chaque fois la force du courant jusqu'à ce que celui-
ci ne soit plus supporté.

L'examen galvanique est alors terminé.

Telle est, dans son ensemble, la méthode polaire. Facile à
appliquer chez l'homme, elle rend souvent les plus grands services. Aussi est-elle aujourd'hui universellement employée.
Nous allons voir d'ailleurs les résultats qu'elle fournit.

Formule normale des contractions.— Pour mettre plus de
clarté dans notre exposition, nous prendrons un exemple. Supposons la plus large électrode placée sur le sternum et l'autre
sur un nerf facile à explorer, le cubital, si l'on veut, au niveau
de son passage en arrière du coude. Examinons les effets obtenus, dans ce cas, par une série d'excitations.

[1] Wilhelm Erb ; *Handbuch der Elektrotherapie.* (V. *Ziemssen's Handbuch der allgemeinen Therapie*, dritter Band Leipzig, 1882.)

Faisons d'abord passer un courant très faible, celui qui correspond à un seul élément d'une pile Daniell. Rien ne se produit : l'excitation galvanique n'est pas suffisante.

Mais ajoutons de nouveaux éléments, un, deux et davantage, s'il le faut, en essayant à chaque augmentation d'intensité les deux sens du courant. Nous arrivons à obtenir une secousse musculaire qui se montre uniquement à la fermeture du circuit, lorsque le pôle négatif est placé sur le nerf. En élevant encore le nombre des éléments, on voit apparaître deux contractions. La première est la précédente, devenue beaucoup plus forte et correspondant toujours au pôle négatif et à la fermeture du circuit ; la seconde est due au contraire à l'excitation du nerf par l'électrode positive et ne survient qu'à l'ouverture, c'est-à-dire au moment où le courant est interrompu.

Un degré de plus dans l'intensité galvanique amène une troisième contraction qui se produit à la fermeture avec le pôle positif. Il est bon pourtant de savoir que l'ordre d'apparition de ces deux dernières secousses n'est pas absolument invariable. La secousse de fermeture peut précéder celle d'ouverture, et parfois même elles apparaissent l'une et l'autre à peu près simultanément. Ces faits sont loin d'être rares et ne doivent en rien impliquer l'idée d'un état pathologique.

En augmentant une dernière fois la force du courant, on arrive à une quatrième réaction, qui est la suivante : contraction à l'ouverture, l'électrode en rapport avec la branche nerveuse étant négative. Hâtons-nous d'ajouter qu'à l'état normal il est souvent difficile de constater cette réaction. La douleur trop vive éprouvée par le sujet ne saurait permettre d'employer une excitation suffisante pour la produire.

Dès qu'elles ont paru, ces réactions diverses continuent à se montrer au même moment, tant que dure l'exploration. Leur intensité croît avec celle du courant et leur forme se modifie. Courtes et à peine marquées au début, elles deviennent plus fortes, en même temps que moins rapides, et se transforment graduellement en contractions franchement tétaniques.

On voit, en somme, que le premier effet du courant est une secousse de fermeture et le dernier une secousse d'ouverture avec le pôle négatif. Entre ces deux extrêmes se placent une série de réactions qui apparaissent successivement dans un ordre constant, série dont les différents termes correspondent à des degrés divers de l'intensité galvanique. Pour parcourir l'échelle tout entière, le courant doit passer en quelque sorte par des étapes successives de force toujours croissante. Brenner en reconnaît six et décrit les réactions correspondantes à chacune d'elles ; il vaut mieux n'en admettre que trois, plus nettement distinctes les unes des autres et faciles à retenir :

1° Avec un courant faible, le pôle négatif donne une secousse à la fermeture, tandis que le pôle positif ne donne rien.

2° Avec un courant moyen, le pôle négatif donne une forte secousse à la fermeture et rien à l'ouverture ; le pôle positif donne une secousse faible à l'ouverture et à la fermeture.

3° Avec un courant fort, le pôle négatif donne une secousse tétanique à la fermeture et une faible secousse à l'ouverture ; le pôle positif donne une vive secousse à l'ouverture et à la fermeture.

On peut résumer toutes ces propositions dans une loi plus générale, en disant que le pôle négatif excite plus que le pôle positif, et excite plus à la fermeture qu'à l'ouverture ; le pôle positif excite moins et à peu près également à la fermeture et à l'ouverture.

Pour abréger le discours, les Allemands ont imaginé un système de notation littérale qui permet de représenter chacun des faits précédents par une formule. Ils désignent par leurs initiales les divers éléments qui concourent à produire une réaction.

Anode et *Kathode*, noms donnés par Faraday au pôle positif et au pôle négatif, s'écrivent simplement An et Ka ;

S. signifie *Schliessung*, fermeture ;

O. — *Oeffnung*, ouverture ;

Z. — *Zuckung*, contraction, secousse.

D'après cela, si l'on veut exprimer que le pôle négatif donne une secousse à la fermeture du courant, on écrira KaSZ ; une secousse à l'ouverture avec le pôle positif sera au contraire représentée par AnOZ.

Ce n'est pas tout ; la force de la secousse, l'énergie de la contraction, est aussi figurée : z veut dire faible secousse, Z secousse ordinaire, de moyenne intensité, Z' forte secousse. Quant à la réaction tonique, au tétanisme complet, il est indiqué par les deux lettres Te réunies.

Les trois principes que nous avons énoncés plus haut se résument alors de la manière suivante :

1° Courant faible : KaSZ.

2° Courant moyen : KaSZ', AnOz, AnSz.

3° Courant fort : KaSTe, AnOZ, AnSZ, KaOz.

Ce langage symbolique présente évidemment de nombreux avantages. Il joint surtout à sa brièveté une très grande précision. Aussi existe-t-il une tendance générale à l'adopter d'une façon définitive. En France notamment, plusieurs auteurs ont essayé déjà de le vulgariser.

Dans son Traité classique des *Maladies nerveuses*, le professeur Grasset le recommande avec quelques légères modifications [1]. Pour en faciliter l'usage à ceux qui n'ont aucune connaissance de la langue allemande, il propose de substituer aux lettres S et Z, qui signifient fermeture et secousse (*Schliessung* et *Zuckung*), les initiales F et S des mots français eux-mêmes, qu'il est bien plus facile de retenir. La lettre O initiale, commune

---

[1] Grasset ; *Traité pratique des maladies du système nerveux*, 2e éd., pag. 741.

au mot allemand *Oeffnung* et à sa traduction française *ouverture*, peut être conservée sans inconvénient. Quant aux formules Ka et An, elles représentent des expressions (Anode et Kathode), connues de tous et employées partout, qu'on ne saurait changer. Il résulte de cela qu'au lieu de désigner comme précédemment par KaSZ une secousse musculaire produite à la fermeture du courant avec le pôle négatif, on doit écrire KaFS. De même une secousse à l'ouverture et par le pôle positif s'écrira AnOS et non plus AnOZ.

Cette opinion était, sans contredit, fondée sur une idée très juste ; cependant elle ne semble pas avoir prévalu. On s'est toujours servi de la notation allemande sans la modifier, et, dans un récent travail [1], un électricien de mérite, Vigouroux, exprime encore pour la deuxième fois le désir de la voir conserver intégralement.

« Ce ne serait en effet, dit-il, que suivre l'usage général qui veut que, dans toutes les sciences, les formules et les symboles soient uniformes, sans acception de langues. La lecture des ouvrages scientifiques serait pénible et même pratiquement impossible si chaque nation avait son système de formules particulier. A un point de vue plus restreint, il est certain que les médecins français auront aussi vite fait d'apprendre la signification des symboles originaux que celle de leur traduction, et, cela fait, ils auraient l'avantage de pouvoir lire les ouvrages allemands et étrangers, sans être obligés à des transpositions désagréables. Ces symboles sont, du reste, déjà familiers à tous ceux qui ont étudié la question, car ils n'ont pu le faire que dans les ouvrages allemands. Quant à ceux qui n'ont besoin que de connaître les résultats généraux, ils se dispenseront tout aussi bien de lire le détail des formules, qu'elles soient en initiales françaises ou allemandes, et ils se contenteront du résumé en langage ordinaire

---

[1] R. Vigouroux ; *Progrès médical*, nº 14, 8 avril 1882. *Année médicale*, 2ᵉ vol.

qui accompagne toujours les observations. Il n'y a donc réellement pas de raison pour ne pas conserver la notation originale de Brenner, à moins qu'on ne fasse intervenir le sentiment national, qui n'a vraiment que faire en pareille matière. »

Peut-être y aurait-il à présenter quelque objection à cette manière de voir, mais nous ne saurions entrer dans une longue discussion à ce sujet. Pour nous conformer à l'usage, et pour ce seul motif, nous adopterons entièrement les formules allemandes, qu'on retrouvera dans nos observations. Du reste, ce n'est là qu'une question de forme. Les signes et les lettres importent peu ; l'essentiel est qu'en France, en Allemagne ou ailleurs, les mêmes faits soient exprimés et que ces faits soient exacts. Or, rien n'est plus vrai, rien n'a été plus rigoureusement démontré, nos expériences nous l'ont bien souvent prouvé, que les propositions énoncées plus haut : elles constituent la *loi normale, physiologique des contractions*, qui sert de terme de comparaison, de critérium pour ainsi dire, dans toutes les recherches d'électro-diagnostic.

Terminons par un mot d'historique. Des noms presque célèbres, et qu'il faut connaître, se rattachent à l'étude de la méthode polaire. Nous savons déjà que Chauveau[1] en a eu la première idée ; elle n'est en réalité que l'application des travaux si remarquables qui, pendant plus de quinze ans, occupèrent ce physiologiste. Il importait d'insister sur ce point, qu'on a trop de tendance à oublier aujourd'hui, surtout à l'étranger. Baierlacher[2] se servit ensuite de la méthode d'une façon rationelle en électro-thérapie. Mais c'est à Brenner[3] que revient presque exclusi-

---

[1] Chauveau ; *loc. cit.*

[2] Baierlacher ; *Zeitschr. f. ration. Medic.*, 3e sér. Bd. V, 1859.

[3] Brenner ; *Versuch. z. Begründung einer ration. Methode in d. Elektroter*, etc. Petersb. med. *Zeitschrif.* Bd. III, S. 257, 1882. — *Untersuchungen u. Beobachtungen.* Bd. II, 1869.

vement le mérite d'en avoir tiré les plus utiles conséquences pour la clinique. Il a formulé les règles générales qui président à son emploi et découvert la loi normale des contractions que nous avons exposée. C'est à lui encore qu'est due la notation littérale dont il vient d'être question. Il a fait de la méthode polaire une méthode complète de recherche, et on peut même dire de traitement. Enfin un dernier progrès a été récemment réalisé par Erb [1], qui a perfectionné le manuel opératoire de l'exploration galvanique et précisé les recherches en les rendant en même temps plus faciles.

§ II. — ACTION SUR LES MUSCLES VOLONTAIRES.

Les physiologistes se sont préoccupés de l'examen du muscle absolument isolé des filets nerveux qui le pénètrent, de manière à établir l'excitabilité électrique propre de la fibre musculaire elle-même. Cette question, bien étudiée aujourd'hui par des expériences nombreuses sur les animaux, ne se pose pas au clinicien dans les mêmes termes. Pour mettre en jeu l'excitabilité d'un muscle, le médecin ne peut en effet songer à le séparer entièrement des fibres nerveuses qu'il reçoit ; il n'en est pas moins vrai que l'exploration électrique de la masse musculaire, prise en bloc avec tout ce qui la constitue (tissu conjonctif, vaisseaux, terminaisons nerveuses, etc.), est distincte de l'exploration du nerf moteur correspondant. Dans certains états morbides que nous aurons à préciser, elle fournit les renseignements les plus utiles au point de vue du diagnostic et du pronostic. Elle doit toujours être faite à part ; de là, l'utilité du paragraphe actuel.

Nous n'avons d'ailleurs que peu de chose à dire à ce sujet ; il suffit d'ajouter quelques détails pratiques aux développements qui viennent d'être exposés à propos de l'électrisation des nerfs

[1] Wilhelm Erb ; *loc. cit.* Leipsig, 1882.

et qui trouvent pour la plupart, ici, une complète application. —
La méthode ne change pas : on place chaque fois sur le sternum
le pôle indifférent représenté par une large électrode ; le pôle
actif ou excitateur est directement porté sur le muscle à explorer. Quand il s'agit d'une masse musculaire considérable et
superficiellement placée, on se sert, pour l'exciter, d'une électrode à grande surface, d'un tampon volumineux recouvert d'une
peau de chamois humide, ou bien encore d'une éponge mouillée
adaptée à un manche isolant. S'il faut au contraire atteindre un
muscle profond ou de faible étendue, on a recours à une tige
métallique plus ou moins étroite. — On doit avoir soin d'explorer successivement les diverses parties du muscle, car la contraction ne se produit en général qu'au point de contact avec
l'électrode ; il est aussi indispensable d'éviter les points d'immersion et d'émergence des nerfs qui se distribuent à la masse
musculaire ou la traversent, afin de ne pas produire une excitation nerveuse directe trop intense. — Dans ces conditions, on
voit survenir les secousses dans l'ordre indiqué plus haut, con-
formément à la formule classique déjà décrite. — La première
contraction est obtenue à la fermeture avec le pôle négatif ; viennent ensuite les réactions correspondantes à l'ouverture et à la
fermeture par le pôle positif ; enfin le dernier terme de la loi physiologique apparaît à l'ouverture et avec le pôle négatif. — La
forme des secousses présente les mêmes caractères, les mêmes
modifications, dans le cours de l'examen galvanique que sous
l'influence de l'irritation directe des nerfs. La seule différence à
noter est une difficulté plus grande à obtenir les contractions.
Les muscles sont beaucoup moins excitables que les fibres nerveuses et réagissent toujours avec moins d'énergie.

CHAPITRE II.

Action du courant faradique.

L'examen méthodique des nerfs et des muscles avec les courants induits a été pour la première fois pratiqué par Duchenne. Avant ce grand observateur, on n'avait à ce sujet que de vagues idées et des notions très incomplètes. Les électrodes étaient en quelque sorte promenées au hasard et parfois même au détriment du malade, sur le trajet présumé d'une branche nerveuse ou d'un faisceau musculaire; on croyait avoir tout fait quand on avait ainsi provoqué quelques contractions.

Duchenne a étudié et réglementé ce genre d'électrisation ; il s'est immortalisé en fondant la faradisation localisée, c'est-à-dire l'art d'explorer par le courant faradique l'état de chaque nerf et de chaque muscle [1].

Sa méthode est des plus simples : *On doit s'efforcer de concentrer l'action du courant, l'excitation électrique tout entière sur l'organe à examiner ; il faut pour cela que les deux électrodes placées sur cet organe même soient aussi rapprochées que possible l'une de l'autre.* C'est là le principe fondamental ; les détails varient ensuite selon les circonstances, suivant qu'on a affaire par exemple aux muscles ou aux nerfs, à un rameau nerveux superficiel ou profond, un simple faisceau ou une grande masse musculaire, etc.

Voici les précautions à prendre et les divers procédés à employer dans la plupart de ces cas.

---

[1] Duchenne (de Boulogne) ; *De l'électrisation localisée et de son application à la pathologie et à la thérapeutique.*

§ Iᵉʳ. — ACTION SUR LES NERFS.

Il faut, pour les atteindre, des électrodes de forme spéciale. On se sert habituellement d'une tige en métal fixée d'une part sur un manche isolant et terminée de l'autre par un bout conique ou olivaire recouvert d'une peau de chamois humide. Cette dernière extrémité est placée sur les points de la surface cutanée qui correspondent exactement au nerf à exciter.

L'application en est toujours facile sur les membres où presque tous les troncs nerveux très superficiels sont directement accessibles. C'est ainsi qu'on peut aisément limiter l'action électrique au *nerf médian* dans le tiers inférieur et interne du bras, au *nerf cubital* à son passage dans la gouttière qui sépare l'épitrochlée de l'olécrâne. Il est permis encore d'agir immédiatement sur le crural, au pli de l'aine, en dehors de l'artère et sur les deux nerfs poplités, dans le creux du jarret; mais dans les autres régions la faradisation devient plus délicate. Le nerf de la septième paire, caché dans l'épaisseur de la parotide, est inaccessible aux plus forts courants. On est alors forcé, pour l'exciter dans son ensemble, de mettre une électrode au-dessous de l'oreille et l'autre dans le conduit auditif externe, en appuyant sur sa partie inférieure [1]. A ce niveau, le tronc nerveux sortant du crâne n'est séparé que par un intervalle de 3 ou 4 millim. du courant qui peut arriver jusqu'à lui. C'est seulement par des moyens analogues, des subterfuges pour ainsi dire de ce genre, qu'on électrisera les autres nerfs aussi profondément situés et souvent plus difficiles à atteindre. Une certaine habileté est, dans ces conditions, indispensable ; il faut également avoir une parfaite connaissance de la position et des rapports anatomiques de tous les nerfs [2].

[1] Duchenne (de Boulogne), *loc. cit.*, 3ᵉ édition, pag. 69.
Erb ; *Handbuch der Electrotherapie*, tom. I, pag. 284.
[2] Voir le tableau, pag. 30-31

Excitation des Nerfs.

Régions	NERFS.			POINTS D'ÉLECTION.	ACTION.
Région cervico-faciale.	Facial.	Tronc		Au-dessous du conduit auditif externe, ou mieux à l'intérieur du conduit, l'électrode étant appliquée à l'union des parois antérieure et inférieure.	Déviation générale de la face du côté excité ; occlusion des paupières.
		Branches	Sup.	= Milieu de la tempe.	= Rides du front, abaissement de la paupière.
			Moy.	= A l'extrémité ant. et contre le bord inf. de l'os malaire.	= Élévation de la lèvre sup. et de l'aile du nez.
			Infér.	= Au milieu du bord inférieur de la partie horizontale de la mâchoire inférieure.	= Abaissement de la commissure labiale.
	Grand hypoglosse			= En arrière et au-dessus de la grande corne de l'os hyoïde.	= Contract. de la moitié corresp. de la langue.
	Spinal			= Centre de la moitié supérieure du sterno-mastoïdien.	Élévation de l'épaule ; rotation de la tête du côté opposé et inclinaison du côté correspond.
	Phrénique.			Creux sus-claviculaire au niveau de l'insertion inférieure du sterno-mastoïdien, contre le bord postérieur de ce muscle.	Inspiration ; saillie de l'épigastre.
Membre supérieur.	Plexus brachial (dans son ensemble)			Creux sus-claviculaire à deux ou trois centimètres au-dessus de la clavicule, un peu en dehors du bord post. du sterno-mastoïdien, au devant de l'apophyse transverse de la sixième vertèbre cervicale (point supra-claviculaire de Erb, Remak, Hœdemaker).	Contraction simultanée des muscles deltoïde, biceps, brachial interne, long supinateur, et aussi le plus souvent, sans doute, des sous-épineux et sous-scapulaire).
	Radial			1° Au milieu d'une ligne étendue de l'empreinte deltoïdienne à l'épicondyle. 2° Le long du bord intérieur du long supinateur.	Contraction des muscles qu'il innerve ; Supination de l'avant-bras, extension du poignet et des premières phalanges, abduction du pouce.
Membre supérieur.	Cubital.			1° Au bras, le long du bord interne du biceps. 2° Au coude, dans la gouttière limitée par le bord interne de l'olécrâne en dehors et l'épitrochlée en dedans. 3° Au poignet, entre l'artère cubitale en dehors et le tendon du cubital antérieur en dedans.	Contraction des muscles qu'il innerve, flexion cubitale et adduction de la main, flexion des trois derniers doigts, adduction du pouce ; par suite, disposition conique caractéristique de la main.
	Médian.			1° Au bras, le long du bord int. du biceps, particulièrement au tiers inf., en dedans de l'artère humérale. 2° Au coude (pli du), entre l'artère humérale en dehors et l'expansion aponévrotique du biceps en dedans, contre le bord extérieur du rond pronateur. 3° Au poignet, en dedans du grand palmaire, entre ce muscle et le faisceau extérieur du fléchisseur superficiel.	Contraction des muscles qu'il innerve, forte pronation de l'avant-bras, flexion radiale de la main, flexion des doigts avec opposition du pouce.
	Musculo-cutané.			A la partie supérieure de son trajet, entre le coraco-brachial et le biceps.	Contraction du coraco-brachial, du biceps, du brachial antérieur ; flexion de l'avant-bras.
Membre inférieur.	Crural.			Pli de l'aine, à côté et un peu en dehors des vaisseaux fém.	= Extension de la jambe.
	Sciatique.	Tronc		1° Partie moyenne du bord inférieur du grand fessier. 2° Partie supérieure du creux du jarret, entre le demi-membraneux et le biceps.	Contraction des muscles de la jambe et du pied, contraction du mollet, flexion de la jambe.
		Branches.	Sc. poplité ext. et tibial ant.	Contre la face post. du condyle ext. du fémur et de la tête du péroné. Bord externe du tendon du jambier antérieur.	= Abaissement de la pointe et du bord interne du pied. = Flexion du pied, extension des orteils.
			Sc. poplité int. et tibial post.	Creux poplité, en dehors des vaisseaux, entre les muscles jumeaux contre le bord interne du tendon d'Achille.	Contraction de tous les muscles de la région post. de la jambe et de la plante des pieds.

. Une fois appliquées, les électrodes doivent être maintenues dans la même situation pendant toute la durée de l'examen. On commence par un courant très faible, dont on augmente graduellement l'intensité. Il est bon de s'exercer à tenir et à manier simultanément les deux électrodes avec une seule main, l'autre servant à graduer la force du courant. L'exploration est ainsi plus régulière et plus précise. Bientôt surviennent des secousses répétées dans le domaine musculaire du nerf excité ; le nombre en est proportionné à la fréquence des interruptions du courant induit ; légères et rapides au début, elles se distinguent aisément les unes des autres, mais on les voit grandir en force et en durée à mesure que s'élève l'intensité faradique. Elles se rapprochent et finissent par se confondre, devant alors de véritables contractions tétaniques que le sujet ne saurait longtemps supporter. Il va sans dire qu'on a soin de noter, comme pour l'exploration galvanique, le moment exact de l'apparition de ces secousses, les modifications diverses qu'elles subissent dans leur forme et leur durée, enfin les rapports qui existent entre ces différents caractères et le degré d'intensité de l'agent électrique qui les produit.

§ II. — Action sur les muscles.

Les électrodes employées varient suivant les dimensions du muscle à explorer. Pour ceux qui offrent peu de surface, comme les muscles des lèvres, les interosseux, les muscles des éminences thénar et hypothénar, on a recours aux électrodes précédentes. Sur les muscles volumineux largement étalés, comme ceux de la cuisse, du tronc, on applique au contraire des éponges mouillées enfoncées dans des cylindres ou bien des disques métalliques[1] recouverts d'une peau humide. Il est indispensable

---

[1] Duchenne (de Boulogne), *loc. cit.* Voir la figure de la pag. 68.

de les placer au-dessus de la masse charnue du muscle et non sur les tendons, car la stimulation de ces derniers ne peut jamais produire la moindre contraction. On doit aussi les éloigner autant que possible des points d'émergence et d'immersion des nerfs musculaires, afin d'éviter l'excitation directe de ces nerfs.

Pour que l'exploration soit complète, il ne suffit pas d'une seule application des électrodes ; quand on les pose au niveau de la partie inférieure d'un muscle long, on voit, sous l'influence du courant, cette partie se gonfler et on la sent se durcir ; si on les place ensuite au niveau de la partie supérieure, c'est celle-ci qui se durcit et se gonfle à son tour. Des électrodes appliquées sur un point correspondant à la surface d'un muscle large font contracter seulement les fibres qui se trouvent en rapport avec lui, tandis que les fibres voisines restent dans le relâchement. Il résulte de ces faits que l'excitation musculaire a seulement lieu dans les points qui sont en rapport immédiat avec les électrodes. Il faut, par suite, déplacer celles-ci et les mettre successivement en contact avec chaque faisceau musculaire, chaque portion du muscle.

La marche à suivre pour établir le courant et pratiquer une série d'excitations est absolument la même que pour les nerfs. Les résultats sont identiques. C'est le même genre de secousses, d'abord légères et rapides, plus tard franchement tétaniques.

Telle est, dans ses plus importants détails, la méthode créée par Duchenne. Elle n'a subi jusqu'à ce jour aucune modification et se trouve encore généralement employée. On voit qu'elle diffère essentiellement de la méthode polaire, que nous avons précédemment développée. Il n'est ici jamais question de pôles ni de direction du courant ; ces mots ne sont même pas prononcés. Il semble en effet impossible de distinguer, dans un courant faradique comme dans un circuit galvanique, une direction générale et des pôles. Le courant induit comprend, comme on le sait, deux courants secondaires inverses l'un de l'autre, qui se développent à la fermeture et à l'ouverture du courant inducteur; chaque électrode devient alternativement positive et négative avec une très grande rapidité. On peut donc supposer qu'il y a des deux côtés une parfaite et réciproque neutralisation des pôles dont on ne doit par suite tenir aucun compte. Mais en est-il réellement ainsi et faut-il admettre sans réserve cette opinion ?

Erb se prononce à ce sujet d'une façon différente[1]. Il fait remarquer que le courant induit d'ouverture est toujours plus intense que celui de fermeture. La différence est assez grande pour qu'on puisse la constater en prenant les électrodes entre les mains. Chaque ouverture du courant inducteur donne une forte secousse, tandis que la fermeture produit une secousse plus faible et parfois nulle. Une disposition mécanique ajoutée par Helmoltz aux machines d'induction, permet dans les laboratoires d'atténuer, de supprimer cette inégalité ; mais en clinique on ne s'en sert jamais, et les appareils uniquement construits pour un usage médical en sont tous dépouvus. Aussi les courants d'ouverture exercent-ils sur le corps de l'homme une action si prépondérante qu'il est presque inutile de s'occuper des autres. On est dès lors autorisé à prendre sur eux la direction totale du courant et le choix des pôles. Il est donc permis de parler de pôles négatif et positif à propos de courants faradiques, et les termes *anode* et *kathode,* employés en pareils cas, sont aussi justes qu'avec les courants galvaniques.

Cela dit, l'auteur allemand ne fait aucune recherche sur l'action isolée de chaque pôle. Il applique indifféremment l'un ou l'autre dans l'exploration faradique des nerfs moteurs et des muscles.

En France, on a été plus loin. De nombreuses expériences[2] ont récemment conduit le Dr Vigouroux à affirmer qu'il y a lieu d'admettre dans tout courant induit, non seulement deux pôles

[1] Erb ; *Handbuch der Electrotherapie*, 1882.

[2] R. Vigouroux ; *Progrès médical*, n° 16, 1882.

bien distincts, mais surtout une action spéciale pour chacun de ces pôles. Le pôle négatif produirait à l'état normal des secousses plus marquées que le pôle positif. On devine aisément la conséquence nécessaire de ce fait : s'il est exact, la méthode ordinaire de faradisation localisée, celle de Duchenne, doit être rejetée dans l'examen électrique des muscles et des nerfs ; il faudra lui substituer désormais la méthode polaire, devenue ainsi une méthode générale et unique d'exploration.

Sur ce point délicat, nous ne saurions formellement nous prononcer. Nous avons pu sans doute constater à diverses reprises la différence entre les deux pôles dont il s'agit, mais elle s'est toujours montrée des plus faibles. Il a souvent fallu, pour l'apprécier, une extrême attention, et parfois même elle nous a semblé manquer entièrement. Aussi nous contentons-nous de signaler ici l'utilité possible de la méthode polaire dans l'emploi du courant faradique, laissant à l'avenir le soin de lui donner une valeur plus absolue.

CHAPITRE III.

Mesure de l'intensité d'un courant électrique.

Pour terminer la partie physiologique de notre travail, il nous reste à traiter une dernière question. Nous devons indiquer comment on mesure l'intensité d'un courant électrique. C'est là un point trop négligé de la plupart des praticiens, et sur lequel il nous paraît indispensable d'insister. Des exemples nombreux révéleront bientôt son importance et prouveront nettement l'utilité des détails qui vont suivre.

§ I. — Courant galvanique.

Occupons-nous d'abord du courant galvanique. Certains observateurs pensent donner une idée complète de son intensité par la simple mention du nombre des éléments qui servent à le produire. Il n'en est rien. Les divers types d'éléments ne sont pas en effet comparables entre eux : on ne saurait par exemple représenter vingt éléments d'une pile Bunsen par un nombre égal d'éléments Daniell ou de toute autre espèce. Bien plus, les éléments d'un même type diffèrent constamment les uns des autres : il n'y a pas dans une pile deux éléments qui se ressemblent, et chaque élément subit des modifications si grandes et si rapides qu'il n'est jamais comparable à lui-même, à des jours différents. De là l'impossibilité, pour deux électriciens qui s'en rapporteraient uniquement à l'indication précédente, d'opérer à distance dans des conditions identiques et avec des courants égaux ; d'établir, par suite, le moindre rapprochement, la moin-

dre comparaison légitime entre les résultats de leurs expériences.
Il ne serait même pas permis de comparer entre elles, par ce
moyen, des recherches successives faites à de courts intervalles
avec un seul et même appareil. En supposant d'ailleurs qu'il en
fût autrement, que tous les éléments fussent partout et toujours
comparables entre eux, le procédé dont il s'agit n'en resterait
pas moins très-inexact, car il néglige entièrement la résistance
du circuit, qui est cependant, comme on sait, une source considérable de variations pour l'intensité galvanique.

On évitera toute cause d'erreur, on tiendra compte de tout, si
l'on a soin de noter chaque fois, avec le nombre des éléments
employés, la déviation galvanométrique correspondante. L'aiguille du galvanomètre exprime avec autant d'exactitude que
possible la quantité d'électricité qui traverse le conducteur, c'est-
à-dire la force même du courant.

Des travaux récents ont rendu plus précise et surtout plus
commode cette manière d'évaluer l'intensité d'un courant continu.
Les divisions galvanométriques étaient autrefois purement arbi-
traires, elles variaient d'un instrument à l'autre et chaque con-
structeur avait une graduation particulière ; aussi était-il nécessaire d'indiquer et de décrire en quelque sorte à l'avance le
galvanomètre dont on se servait. On n'a plus aujourd'hui à prendre une semblable précaution. Il existe une unité de mesure
acceptée de tous, dont la valeur est bien connue, et qui porte le
nom d'un physicien célèbre : Ampère [1]. Un ampère représente
la quantité de fluide électrique fournie par un élément Daniell
qui traverserait 100 mètres de fil télégraphique dans une seconde.
Seulement, comme dans la pratique médicale cette unité serait
beaucoup trop forte, on a l'habitude de compter par milli-ampères
ou millièmes d'ampère.

[1] On avait d'abord donné à l'unité d'intensité du courant galvanique le nom d'un
physicien anglais, Weber. C'est seulement dans ces derniers temps qu'on lui a
substitué le nom d'Ampère.

C'est d'après ce principe que sont maintenant gradués les galvanomètres, et on n'a qu'à indiquer le nombre de divisions parcourues par l'aiguille pour être immédiatement compris de tout le monde.

Variations de la résistance électrique des tissus. — En résumé, la mesure du courant galvanique se réduit à deux choses : compter les éléments, et surtout lire la déviation galvanométrique. Mais on doit se garder de croire qu'une seule lecture faite rapidement au galvanomètre, quand le corps est soumis à l'électrisation, suffise pour donner une idée complète de l'intensité du courant. Il faudrait pour cela que le maximum de déviation fût constamment atteint d'emblée et pour ainsi dire instantanément, ce qui n'est jamais obtenu que par la juxtaposition immédiate des électrodes. Dès que le corps est interposé, le déplacement de l'aiguille met toujours un certain temps à se produire. Il est plus ou moins rapide, suivant le degré de résistance qu'offrent les tissus au passage du courant. Or rien n'est plus variable que cette résistance. Elle présente des variations considérables, non seulement d'un sujet à l'autre, mais aussi chez le même individu électrisé à diverses reprises. Quelques recherches personnelles[1] nous ont permis de constater ce fait, déjà signalé du reste par différents auteurs (Charcot, Erb, Vigouroux) et de l'analyser avec une assez grande précision. Il nous paraît intéressant de rapporter ici brièvement les résultats auxquels nous sommes arrivé. Voici d'abord la méthode que nous avons suivie dans nos expériences.

Le pôle positif était placé sur le sternum et le pôle négatif sur une partie quelconque, mais toujours la même, de l'avant-bras. Nous faisions ensuite passer un courant assez faible pour être

---

[1] Estorc; *Note sur la résistance électrique des tissus, étudiée au double point de vue physiologique et pathologique. Gaz. hebd. des Sciences médic. de Montpellier,* juin 1882.— *Archives de Neurologie,* septembre, nº 11, vol. IV, 1882.

longtemps supporté (10 éléments). L'instant précis de la fermeture du circuit une fois noté, nous relevions exactement le nombre de déviations parcourues à chaque minute par l'aiguille
galvanométrique, jusqu'au moment où celle-ci restait définitivement immobile ; le maximum d'intensité était alors atteint et
l'examen terminé.

Par ce procédé, de nombreuses explorations électriques ont été
faites, et nous avons pu reconnaître que chez deux sujets soumis,
dans les mêmes conditions, à l'influence d'un même courant, la
résistance peut varier de deux manières : tantôt, c'est le cas le
plus ordinaire, le maximum de déviation est différent ; élevé
pour l'un, il l'est moins pour l'autre, quelle que soit la durée de
l'application du courant. Tantôt, au contraire, le cas est moins
fréquent, l'aiguille arrive au même maximum de part et d'autre,
mais accomplit sa course en des temps inégaux ; elle se déplace
rapidement chez le premier sujet, avec moins de vitesse chez le
second.

Les exemples suivants mettent bien en lumière ces différences.

EXPÉRIENCE I. — E..., âgé de 25 ans, est électrisé le 17 janvier 1882.
Le pôle positif est appliqué sur le sternum, le pôle négatif sur la
partie moyenne du biceps, du côté droit. A 11 h. 1 du matin, on fait
passer un courant de 10 éléments. L'aiguille du galvanomètre
arrive immédiatement à 3 milli-ampères ; elle se déplace ensuite
graduellement. A 11 h. 2, la déviation est de 4 milli-ampères ; elle
est de 5 milli-ampères à 11 h. 3 ; de 6 à 11 h. 4 ; de 6 1/2 à
11 h. 5 ; de 7 enfin à 11 h. 6 minutes. Le maximum est alors atteint ;
l'aiguille, observée pendant cinq minutes, reste constamment immobile.

EXPÉRIENCE II. — L..., 22 ans, électrisé le 26 janvier 1882. Pôle
positif sur le sternum, pôle négatif au tiers moyen du biceps droit.
Un courant de 10 élém. est employé. On ferme le circuit à 10 h. 28
du matin : déviation immédiate presque insignifiante. A 10 h. 29,
1 milli-ampère seulement ; même déviation à 10 h. 30 ; 2 milli-
ampères à 10 h. 31 ; 2 1/4 à 10 h. 32 ; 2 1/2 à 10 h. 33 ; même dé-

viation à 10 h. 34 et à 10 h. 35 ; 3 milli-ampères à 10 h. 36. L'aiguille s'arrête définitivement à cette dernière division.

La résistance diffère, à tous les points de vue, entre ces deux sujets. Celle du premier est évidemment beaucoup plus faible que celle du second. D'un côté, en effet, on trouve un maximum de 7 milli-ampères atteint en cinq minutes, tandis que de l'autre il faut huit minutes pour une déviation de 3 milli-ampères seulement. C'est le déplacement de l'aiguille le moins considérable qui met ici le plus de temps à s'effectuer.

Expérience iii. — R..., 19 ans, électrisé le 31 janvier 1882. Les électrodes sont appliquées comme dans les expériences précédentes et le même courant (dix éléments) est employé. On l'établit à 10 h. 29 du matin : déviation subite de 4 milli-ampères. On note 6 milli-ampères à 10 h. 30; 7 à 10 h. 31; 8 à 10 h. 32; 8 1/2 à 10 h. 33, et 9 à 10 h. 34. A partir de ce moment, l'aiguille est toujours immobile.

Expérience iv. — P..., 26 ans, électrisé le 8 février 1882. Application des électrodes sur le sternum et le biceps du côté droit comme précédemment. Courant de 10 éléments. Le circuit est fermé à 10 h. 35 du matin. Déviation pour ainsi dire instantanée de 3 milli-ampères 1/2. Elle est de 5 milli-ampères 1/2 à 10 h. 36; de 6 à 10 h. 37; de 6 1/2 à 10 h. 38; de 7 à 10 h. 39; de 7 1/2 à 10 h. 40; de 8 à 10 h. 41. L'aiguille s'arrête alors pendant deux minutes, puis reprend sa marche, pour atteindre 8 milli-ampères 1/2 à 10 h. 44, et s'arrêter encore, mais cette fois définitivement, sur la neuvième division, à 10 h. 45.

Le maximum est absolument le même dans ces deux expériences, mais il est obtenu en des temps inégaux. Cinq minutes suffisent pour que la déviation soit complète dans l'Exp. iii; il en faut dix dans l'Exp. iv.

Nous avons eu aussi le soin d'électriser plusieurs fois chacun de nos sujets, et des variations analogues ont été toujours constatées ; c'est ainsi que des explorations successives, faites constamment de la même manière à diverses époques, nous ont donné, chez un jeune homme de 26 ans :

15 janvier, 6 milli-ampères en neuf minutes.

17 — 8 milli-ampères en cinq minutes.

2 février, 6 milli-ampères en sept minutes.

12 — 7 milli-ampères en deux minutes.

Avec un homme de 37 ans, nous avons noté :

27 janvier, 3 milli-ampères en quatre minutes.

30 — 5 milli-ampères en quatre minutes.

9 février 7 milli-ampères en cinq minutes.

15 — 4 milli-ampères en trois minutes.

Jamais au contraire la moindre inégalité ne s'est montrée entre les deux côtés d'un même individu. Nous citerons comme preuve le fait suivant.

EXPÉRIENCE V. — Ch..., âgé de 29 ans, est soumis le 18 février 1882 à une double électrisation. Le côté droit est d'abord exploré ; on passe ensuite immédiatement au côté gauche. Un courant de dix éléments est chaque fois employé ; le pôle positif est appliqué sur le sternum, le pôle négatif sur la partie moyenne du biceps.

Côté droit : On ferme le circuit à 10 h. 31 du matin : déviation subite de 1 1/2 milli-ampère ; à 10 h. 32, l'aiguille indique 2 milli-ampères ; à 10 h. 33, 3 milli-ampères ; 4 à 10 h. 34 ; 4 1/2 à 10 h. 35 ; 5 à 10 h. 36 ; 5 1/2 à 10 h. 37 ; même déviation à 10 h. 38 et à 10 h. 39 ; 6 à 10 h. 40. Le maximum est alors atteint.

Côté gauche : Fermeture du circuit à 10 h. 45 : déviation immédiate de 2 milli-ampères. Elle est de 2 1/2 à 10 h. 46 ; de 3 à 10 h. 47 ; de 4 à 10 h. 48 ; de 4 1/2 à 10 h. 49 ; même déviat. à 10 h. 50 ; de 5 à 10 h. 51 ; de 5 encore à 10 h. 52 ; de 5 1/2 à 10 h. 53 ; enfin de 6 à 10 h. 54. L'aiguille reste à partir de ce moment toujours immobile.

On voit que de part et d'autre la déviation galvanométrique est de six milli-ampères et se produit en neuf minutes. La marche de l'aiguille est en outre absolument la même dans les deux cas, mais il ne peut en être ainsi que dans certaines conditions. Il faut, pour cela, que sur chaque moitié du corps les mêmes élec-

4

trodes soient appliquées en des points symétriques et avec une
égale pression. Une série d'observations nous a en effet démontré que la résistance varie suivant les dimensions et la forme des
électrodes, suivant l'intimité plus ou moins grande de leur contact avec l'épiderme et surtout leur point d'application. Le thorax,
l'aisselle, la cuisse, la région plantaire, sont loin d'avoir la même
résistance. On ne la trouve toujours égale que pour des régions
exactement symétriques. Ce sont là des particularités intéressantes que nous devions signaler, car nous aurons plus loin à en
tenir compte.

Il est facile de reproduire graphiquement les résultats de chaque examen électrique. On n'a, pour s'en assurer, qu'à consulter
nos courbes. Leur extrême simplicité permet de les comprendre
sans qu'il soit nécessaire d'en donner ici une description bien
détaillée. Nous dirons seulement que dans la Pl. I, la première
courbe correspond à l'Exp. III ; c'est un exemple remarquable de
faible résistance : le maximum est de 9 milli-ampères et se trouve
atteint en cinq minutes ; la deuxième présente des caractères
absolument opposés : c'est la reproduction fidèle de l'Exp. II,
dans laquelle nous avons vu l'aiguille galvanométrique arriver
à peine à 3 milli-ampères en huit minutes. Il suffit d'un simple
coup d'œil pour reconnaître les différences qui existent entre
ces deux tracés.

Cette longue étude des variations que présente la résistance
électrique des tissus montre l'exactitude du fait énoncé plus
haut, à savoir : que, dans le cours d'une exploration galvanique,
une seule et rapide inspection du galvanomètre ne saurait indiquer la force totale du courant. Il est indispensable, pour être
renseigné d'une façon complète à ce sujet, d'observer la déviation galvanométrique à diverses reprises. Il faut suivre avec
attention la marche de l'aiguille et en constater l'arrêt définitif.
Alors seulement on est sûr d'avoir atteint le maximum d'intensité.

§ II. — Courant faradique.

Cela dit sur le courant galvanique, il nous reste à parler de la mesure des courants induits. Il ne saurait ici être question des nombreux instruments plus ou moins compliqués dont on se sert dans les laboratoires de physique, mais uniquement de l'appareil à charriot [1], presque toujours usité dans la pratique, et que nous avons déjà décrit. On évalue l'intensité faradique en tenant compte d'abord de la puissance du courant inducteur, c'est-à-dire du nombre d'éléments employés à le produire, et, en second lieu, du degré d'écartement qui existe entre les bobines. Pour un même nombre d'éléments, l'intensité est d'autant plus grande que celles-ci sont plus rapprochées l'une de l'autre. La distance qui les sépare est chaque fois rapidement appréciée par un simple regard jeté sur une règle métallique divisée en millimètres et commodément disposée pour cet usage. Il va de soi que la force du courant marche en raison inverse du nombre des divisions comprises entre les deux bobines.

[1] Voy. Description de l'appareil, pag. 11.

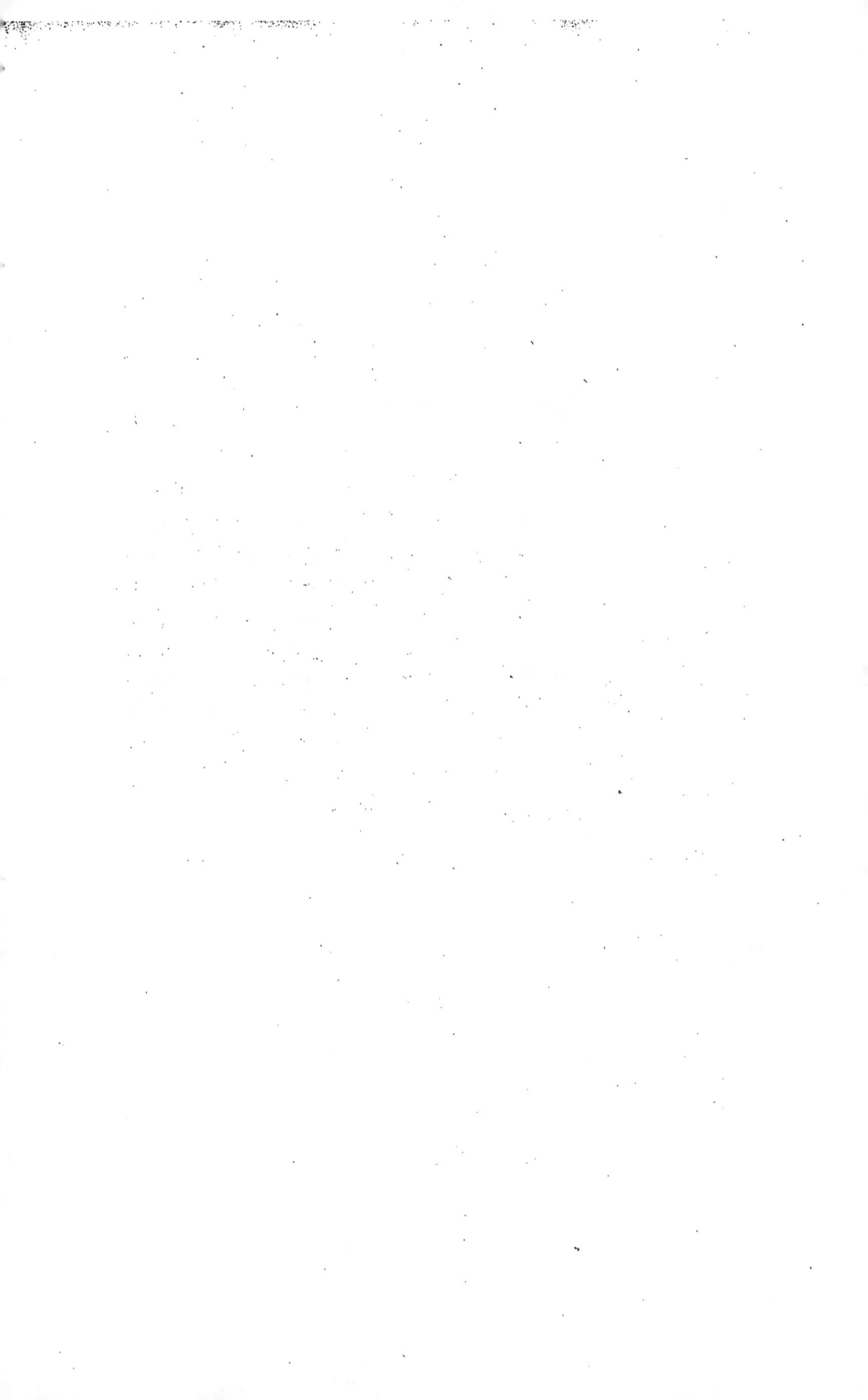

DEUXIÈME PARTIE.

ELECTRO-DIAGNOSTIC.

L'électro-diagnostic comprend surtout, et exclusivement pour beaucoup d'auteurs, l'étude des variations que présente l'excitabilité électrique des nerfs moteurs et des muscles chez les différents sujets. Nous la ferons avec le plus grand soin ; mais les recherches que nous avons exposées dans notre partie physiologique, relativement à la résistance du corps au passage du courant continu, font prévoir que cet élément, lui aussi, peut subir à l'état pathologique des modifications qu'il serait utile d'analyser. C'est là un travail spécial qui est encore presque tout entier à faire. Nous en avons seulement ébauché les premiers traits, que résumera le chapitre suivant.

CHAPITRE PREMIER.

Variations pathologiques de la résistance électrique.

En 1879, Vigouroux constata, chez des hystériques atteintes d'hémianesthésie, une conductibilité électrique moins grande du côté malade que du côté sain[1]. On n'accorda d'abord à ce fait, cependant curieux, qu'une faible attention ; mais, trois ans plus tard, Charcot[2] le rappela, en insistant sur sa valeur séméiologique. Nous commencions alors nos recherches sur l'électrodiagnostic. Il nous parut intéressant d'étudier de près ce nouveau symptôme d'une névrose si complexe et de mettre en lumière son importance. Dans ce but, nous avons fait une série d'expériences assez concluantes que nous allons rapporter[3]. C'est à la Salpêtrière qu'elles ont eu lieu, sous les yeux pour ainsi dire du professeur Charcot et du Dr Vigouroux.

Dans l'examen de nos malades, nous avons suivi la méthode précédemment décrite, en lui faisant subir une légère modification. Comme il ne s'agissait plus de comparer entre eux divers individus, mais constamment les deux côtés d'un même sujet, la première condition à remplir était d'isoler le courant, de le localiser à la moitié du corps sur laquelle on opérait. Son influence

---

[1] R. Vigouroux ; Sur le rôle de la résistance électrique des tissus dans l'électrodiagnostic. *Soc. de Biologie*, 29 novembre 1879.— *Gaz. médic.*, n° 51, pag. 657, novembre 1877.

[2] Charcot ; *Progrès médical*, 1882.

[3] Voy. notre note sur l'Action des courants continus, étudiée au double point de vue physiologique et pathologique. (*Gaz. hebdomadaire de Montpellier* et *Archives de Neurologie*.)

ne devait en rien se faire sentir du côté opposé, où la résistance
eût été, sans cela, déjà diminuée avant qu'il fût électrisé à
son tour. Pour arriver à ce résultat, nous avons déplacé le pôle
sternal ou positif; au lieu de le mettre sur la ligne médiane,
nous l'avons porté vers les parties latérales et appliqué sous
l'aisselle. Le pôle négatif était fixé sur l'avant-bras correspondant
par un lien circulaire. Les mêmes électrodes étaient employées à
droite et à gauche sur des points exactement symétriques ; elles
présentaient une surface plane et peu étendue, afin que le contact avec l'épiderme fût mieux assuré ; enfin les plus grandes
précautions étaient prises pour que la pression fût, autant que
possible, toujours égale des deux côtés.

Cinq hystériques ou hystéro-épileptiques, toutes atteintes
d'hémianesthésie, ont été successivement examinées. Le côté sain
était d'abord électrisé ; nous notions soigneusement le nombre
de divisions galvanométriques obtenues et le temps employé
par l'aiguille à les parcourir ; puis nous passions du côté malade.
Nous revenions ensuite sur le premier côté, pour repasser, un
peu plus tard, sur le second, et toujours ainsi, la séance se pro-
longeant et les électrisations se succédant autant qu'il était nécessaire pour arriver de part et d'autre, définitivement et d'emblée,
au maximum.

Les tracés de notre Pl. II permettent, il nous semble, de comprendre facilement la marche que nous avons suivie ; ils font
connaître en même temps les résultats obtenus. Nous allons
du reste, pour en faciliter la lecture, ajouter quelques mots sur
chaque malade.

Disons d'abord, d'une manière générale, que sur nos courbes
les lignes pleines représentent le côté le plus sensible et les
lignes ponctuées le côté le moins sensible.

Kahn (Éva), examinée le 6 mars 1882. — Hémianesthésie gauche
absolument complète.

Un courant de 12 éléments, une première fois appliqué, donne à droite un maximum de 25° en une minute seulement, à gauche un maximum de 18° en trois minutes ; on voit sur la figure les deux lignes toujours séparées par un intervalle assez considérable.

Une deuxième application les rapproche ; le maximum devient le même, mais est atteint d'emblée du côté sain, en quatre minutes du côté malade ; enfin, dans la troisième électrisation, les lignes se confondent : la résistance est devenue égale de part et d'autre.

Georges (Louise), examinée le même jour, présente des résultats analogues, mais il faut quatre électrisations successives de chaque côté pour les obtenir. En outre, l'anesthésie existant chez elle à droite, c'est de ce côté que la résistance était d'abord plus grande.

Les courbes de Blanch... et de Gall... sont encore plus intéressantes.

Blanch... est soumise à un premier examen électrique, le 1er mars 1882. — Hémianesthésie gauche des plus complètes.

On obtient d'abord pour maximum : 50° en douze minutes à droite (côté sain), 40° en neuf minutes à gauche (côté malade). Une deuxième électrisation donne le même maximum : 55° à droite et à gauche, mais d'emblée à droite (côté sain), en deux minutes à gauche (côté malade). La plus parfaite égalité existe enfin sous tous les rapports, entre les deux courbes, dans une dernière expérience.

Le 7 mars, deuxième examen. — Un transfert s'est produit depuis la veille ; la sensibilité est revenue à gauche complètement dans le membre supérieur et à la face, légèrement dans le membre inférieur; du côté opposé, anesthésie ou simple diminution de sensibilité dans les points symétriques.

Les résultats fournis par l'électricité sont inverses des précédents. Maximum : 50° en douze minutes du côté gauche devenu sain, 40° en onze minutes du côté droit devenu malade.

Les applications suivantes du courant modifient la vitesse de l'aiguille galvanométrique, mais non la limite extrême de sa déviation; les deux lignes finissent par arriver presque d'emblée au maximum, mais sans jamais se confondre ; la ligne pleine s'élève toujours à 50°, la ligne ponctuée à 40°.

Les deux examens dont cette malade a été l'objet se contrôlent mutuellement. Ils montrent nettement que la résistance est encore, dans ce cas, plus grande du côté de l'hémianesthésie que du côté sain.

Gall... est profondément insensible du côté gauche quand on l'électrise pour la première fois, le 1er mars 1882. Seize éléments produisent de part et d'autre une même déviation de 65°, mais en six minutes à droite, en huit minutes à gauche. Ce maximum est atteint d'emblée des deux côtés à la seconde application.

Nouvel examen, huit jours après. — L'anesthésie a cette fois disparu pour faire place à une hyperesthésie des plus marquées ; le courant produit à gauche une vive douleur et peut à peine être supporté ; le côté droit est resté normal.

Maximum : 70° des deux côtés, en quatre minutes à gauche (hyperesthésie), en neuf minutes à droite (état normal); la différence entre les deux lignes diminue sensiblement dans la deuxième électrisation et disparaît à la troisième.

La résistance était donc, dans ce cas, plus grande à gauche avec l'anesthésie ; elle devient au contraire plus faible de ce même côté, quand on voit apparaître l'hyperesthésie. Rien de contradictoire entre ces deux faits, qu'on doit plutôt considérer comme la réciproque l'un de l'autre.

Notre dernière malade, *Julie Delamothe*, n'a jamais présenté de différence appréciable entre les deux côtés. Étudiée à plusieurs reprises, la conductibilité électrique s'est montrée chez elle variable sans doute à diverses époques, mais toujours la même à droite et à gauche.

Il est vrai qu'il existait seulement à gauche une légère diminution de sensibilité, sans trouble visuel. En réalité, ce n'était pas à une véritable hémianesthésie que nous avions affaire.

En résumé, nos deux premières hystériques n'ont pu être examinées qu'une fois; elles confirment pleinement l'opinion du Dr Vigouroux. — Grâce à un transfert heureusement survenu, la troisième a été deux fois observée ; l'hémianesthésie, située primitivement à gauche, est passée à droite, et l'augmen-

tation de résistance a changé aussi parallèlement de côté. —
Chez la quatrième, une vive hyperesthésie ayant succédé à
l'anesthesie la plus complète, nous avons vu du même côté la
résistance, d'abord plus grande, devenir ensuite plus faible que
du côté opposé. Enfin la même conductibilité a été partout constatée chez la dernière malade, dont la sensibilité était à peine
diminuée du côté gauche.

Tels sont les résultats de nos recherches. — Notre intention
était de leur donner une valeur plus grande en étudiant l'état
de la résistance électrique des tissus dans quelques autres maladies, et notamment dans les divers genres d'hémianesthésie
(saturnine, d'origine cérébrale, etc...) qu'on peut confondre si
souvent avec l'hémianesthésie dont il vient d'être question.
Malheureusement le temps nous a, pour cela, absolument man-
qué. — Nous reprendrons plus tard, sans aucun doute, ce travail intéressant. Dans tous les cas, les faits qui précèdent, bien
qu'ils soient très restreints et sommairement exposés, nous
semblent suffire à démontrer l'importance qu'a la détermination
de la conductibilité électrique chez la plupart des sujets. Cet élément, indispensable pour l'électro-thérapie et l'électro-diagnostic,
doit même faire partie, à l'avenir, de la séméiologie d'un grand
nombre de maladies et spécialement de celles du système nerveux.

CHAPITRE II.

Modifications quantitatives de l'excitabilité électrique.

L'excitabilité électrique des nerfs moteurs et des muscles peut présenter des modifications pathologiques de deux ordres : *quantitatives* et *qualitatives*. Elles sont quantitatives lorsqu'il y a augmentation ou diminution de l'excitabilité ; qualitatives lorsqu'elles portent sur le mode et les apparences des réactions par comparaison au type normal.

§ I. — Augmentation de l'excitabilité électrique.

Les nerfs et les muscles réagissent plus vivement qu'à l'état normal. Au courant induit, on obtient une plus forte secousse avec le même courant et le minimum de contraction se produit avec un courant plus faible. Au courant continu, on voit apparaître la secousse du pôle négatif à la fermeture (KaSZ) avec un courant moins intense que dans les conditions physiologiques. Les secousses par le pôle positif (AnOZ et AnSZ) surviennent aussi plus facilement, et on arrive plus vite aux contractions tétaniques (KaSTe). — Cette appréciation n'est toutefois absolument sûre que dans les affections unilatérales, quand on compare le côté malade au côté sain, en plaçant les électrodes sur des points symétriques. Elle devient très difficile et peu précise lorsqu'il faut comparer entre elles les parties similaires de deux individus ou des parties non symétriques d'un même sujet, comme cela arrive, par exemple, dans les cas d'hémiplégie double ou de paraplégie. Il n'est alors permis d'acœpter les résultats obtenus qu'avec de très grandes réserves.

Cette augmentation dans l'excitabilité électrique est assez fréquente. On la rencontre dans l'anémie, la chlorose, la neurosthénie (Vigouroux). Elle se montre souvent dans les paralysies cérébrales de date récente avec tendance aux contractures. A ce point de vue, nous pouvons signaler l'observation suivante.

OBSERVATION I.

Insuffisance aortique. — Embolie cérébrale. — Hémiplégie gauche avec contractures tardives commençantes.— Augmentation simultanée des réflexes tendineux et de l'excitabilité électrique du côté paralysé.

Un cultivateur des environs de Montpellier, âgé de 44 ans, alcoolique et atteint d'une lésion cardiaque, est frappé d'apoplexie le 5 janvier 1882. Il reprend connaissance au bout de quelques heures, mais présente à gauche une paralysie complète des deux membres. Huit jours après, un traitement énergique n'ayant produit aucun changement dans son état, on le reçoit à l'Hôtel-Dieu Saint-Éloi, où il se trouve soumis à notre examen (service de M. le professeur Combal, salle Saint-Lazare, nº 21).

Les symptômes suivants sont alors constatés: intelligence nette, précise, absolument conservée. Le malade répond sans hésiter aux questions qu'on lui pose. Il se place ordinairement dans le décubitus dorsal, avec légère inclinaison du côté gauche. La face est régulière et symétrique ; on note seulement, en divers points, des traces de contusion.

L'état normal existe à droite dans les membres ; à gauche, au contraire, hémiplégie des plus marquées. Le bras, soulevé et abandonné ensuite à lui-même, retombe inerte ; le membre inférieur exécute à peine de faibles mouvements. On ne trouve ni raideur ni réflexes tendineux exagérés. — La sensibilité n'a subi aucune modification.

L'auscultation du cœur révèle un bruit de souffle au second temps et à la base ; les battements sont énergiques ; le pouls est bondissant et dépressible.— Ce sont tous les signes d'une insuffisance aortique. Une embolie cérébrale a, sans aucun doute, causé les accidents.

L'exploration électrique des nerfs et des muscles avec les deux courants donne à peu près les mêmes résultats de part et d'autre.

Minimum galvanique.	A droite.	A gauche.
Nerf médian.................	10 élém. 3 milli-amp.	8 élém. 3 m.-a.
Sciatique externe..........	12 — 2 —	12 — 2 —
Biceps huméral.............	12 — 4 —	12 — 3 —
Jambier antérieur.	14 — 5 —	12 — 5 —

Minimum faradique.		A droite.	A gauche.
Nerf médian...........	Écartement des bobines	8 »	8.5
Sciatique externe.......	—	6.5	6.5
Biceps huméral........	—	6 »	7 »
Jambier antérieur......	—	5.8	6 »

La faradisation est pratiquée avec la bobine moyenne et deux éléments.

On électrise ainsi d'autres branches nerveuses et de nombreux muscles. La différence entre les deux côtés varie toujours dans de très faibles limites.

Traitement.—Révulsifs sur les extrémités inférieures ; eau de Bala- ruc à la dose d'un verre par jour.

Aucune amélioration n'est obtenue ; l'hémiplégie persiste avec les mêmes caractères jusqu'au 10 février.

A cette époque, des phénomènes manifestes d'excitation surviennent du côté paralysé. Des douleurs vagues, sourdes, s'y font sentir. Les membres perdent leur souplesse primitive ; des secousses, des con- tractions rapides, se produisent dans les muscles, notamment à l'épaule et à l'avant-bras, surtout pendant la nuit.

Les doigts tendent à se fléchir d'une manière permanente ; l'exten- sion complète du coude devient pénible et difficile. Il suffit de prati- quer le moindre choc, la moindre percussion, pour observer une exagération considérable des réflexes. Une véritable trépidation épi- leptoïde, spontanée ou provoquée, se produit parfois au membre supérieur ; des symptômes analogues, mais beaucoup moins accen- tués, existent au membre inférieur.

On peut facilement prévoir l'apparition prochaine des contractures tardives.

Nouvelle électrisation (12 février) : réactions plus marquées à gauche.

Minimum galvanique.	A droite.	A gauche.
Nerf médian...............	12 élém. 5 milli-amp.	8 élém. 2 m.-a.
Sciatique externe...........	14 — 4 —	8 — 2 —
Biceps huméral.............	16 — 6 —	10 — 4 —
Jambier antérieur.	12 — 5 —	10 — 3 —

Minimum faradique.		A droite.	A gauche.
Nerf médian............	Écartement des bobines	10 »	12 »
Sciatique externe.......	—	8.5	10 »
Biceps huméral.........	—	6.7	9 »
Jambier antérieur......	—	7 »	8.5

Plusieurs examens de ce genre sont pratiqués le lendemain et les jours suivants. Ils révèlent toujours une augmentation considérable de l'excitabilité électrique du même côté. Les lois physiologiques relatives à l'action isolée de chaque pôle sont d'ailleurs respectées ; le minimum de contraction obtenu avec les courants continus correspond au pôle négatif.

Le 20 février, les douleurs musculaires ont disparu, mais la raideur est plus grande. Le malade, découragé, refuse de se laisser examiner et demande à sortir. Il quitte l'hôpital le 22, sans présenter la moindre amélioration.

Chez ce malade, l'excitabilité électrique n'avait d'abord subi aucune altération à gauche, malgré la paralysie complète qui existait de ce côté. C'est seulement un mois après l'attaque qu'est survenue une légère augmentation, au moment même où apparaissaient le phénomène rotulien, la trépidation épileptoïde, en un mot tous les signes précurseurs des contractures, qui n'ont pas en effet tardé à s'établir.

Il est regrettable qu'on n'ait pu suivre ce cas plus longtemps : on aurait bientôt vu, sans doute, les réactions diminuer dans les nerfs et les muscles paralysés et reprendre leur valeur habituelle. C'est là, du moins, ce qui a été jusqu'ici constamment observé.

On trouve encore une exagération d'excitabilité dans quelques affections spinales : à la première période du tabes dorsal spasmodique et de la sclérose latérale amyotrophique, dans l'ataxie locomotrice à une époque rapprochée du début, et surtout prématurément dans la compression de la moelle par une hémorrhagie, une tumeur, un mal de Pot ou d'autres lésions de voisinage. Cette modification est également notée dans certaines formes de paralysies périphériques. Berger et Brenner l'ont signalée chez un rhumatisant atteint de paralysie faciale, Bernhardt à la suite d'une lésion traumatique du nerf radial, Erb et Leegard dans plusieurs cas de névrite [1]. Mais, dans ces circonstances, le phénomène est toujours transitoire et à peine marqué.

Il existe, au contraire, intense et persistant dans les névroses convulsives et presque tous les spasmes fonctionnels. Les contractures hystériques, les convulsions diverses du facial, du trijumeau, le présentent au plus haut degré. Bénédikt l'a constaté dans la crampe des écrivains et Erb dans la tétanie, où, d'après ses recherches, il ne ferait jamais défaut. Suivant cet auteur, l'augmentation d'excitabilité se manifesterait dans cette maladie, non seulement aux membres, mais souvent aussi dans les nerfs et les muscles du thorax, de la face et du cou. Ce fait est d'ailleurs pleinement confirmé par des publications nombreuses dues notamment, en France à Onimus, et en Allemagne à Weiss, Remak, Schultz et quelques autres praticiens. Enfin, plus récemment, Rosenthal a noté à différentes reprises une exagération considérable des réactions électriques dans la chorée, et en particulier dans l'hémichorée, où il est plus facile de la reconnaître en comparant entre eux les deux côtés.

Il résulte de cette énumération que l'augmentation de l'excitabilité électrique se présente surtout dans les cas d'excitation motrice exagérée (convulsions, spasmes, contractures, trépida-

Erb (Wilhelm) ; *Handbuch der Elektrothérapie.*

tion, etc.), quelle qu'en soit la nature, organique ou fonctionnelle. Quand celle-ci est organique, il y a généralement altération
des cordons latéraux de la moelle épinière (dégénérescences
secondaires, scléroses en plaques, tabès dorsal spasmodique ?).
L'augmentation est alors passagère et disparaît à mesure que
s'accentue la lésion. Dans les conditions opposées (névroses),
cette modification de l'excitabilité galvanique et faradique est à
la fois plus durable et plus marquée. Elle peut persister aussi
longtemps que la maladie même qui la produit.

Cependant cette valeur séméiologique de l'hyperexcitabilité
électrique est loin d'être absolue : on l'observe en effet dans
tout un autre groupe de faits qui comprend la plupart des lésions
spinales à leur phase initiale, et se caractérise par conséquent
par des phénomènes d'irritation portant sur les divers systèmes
de la moelle.

§ II. — Diminution de l'excitabilité électrique.

Elle est caractérisée par une aptitude moins grande des nerfs
et des muscles à répondre à une excitation des courants. Il faut
un courant induit plus fort qu'à l'état normal pour amener la
contraction ; le même écartement des bobines donne toujours
une plus faible secousse. D'autre part, l'action du courant galvanique est diminuée à tous ses degrés. Il est d'abord plus difficile
de provoquer la secousse de fermeture par le pôle négatif KaSZ ;
les autres termes de la formule physiologique, AnOZ et AnSZ,
se montrent ensuite plus lentement ; enfin le tétanos KaSTe ne
vient que très tard et avec un courant d'une très grande intensité. L'excitabilité peut diminuer graduellement et disparaître.
On voit, dans ce cas, les contractions s'affaiblir et cesser de se
produire avec le courant faradique ; les plus fortes excitations
restent sans effet. Pour le courant continu, c'est la secousse
tétanique qui s'en va la première ; les contractions positives de

fermeture et d'ouverture suivent de près, laissant après elles, pendant quelque temps, KaSZ, qui s'atténue et disparaît à son tour. Il est bon d'ajouter cependant que cette inertie fonctionnelle, cette perte absolue de l'excitabilité galvanique et faradique, ne sont qu'apparentes ; on peut encore, à ce moment, obtenir de légères secousses en appliquant les électrodes sur les nerfs et les muscles préalablement mis à nu.

La diminution d'excitabilité aux deux espèces de courants est souvent observée. Elle existe parfois dans les paralysies cérébrales, mais le fait est rare. Quand il se produit, ce n'est que tardivement, après plusieurs années, et toujours à un faible degré. D'une manière générale, les réactions électriques ne sont en rien modifiées dans les troubles moteurs consécutifs aux lésions des hémisphères. Nous citerons comme exemple l'observation suivante.

OBSERVATION II.

Saturnisme.— Hémiplégie droite d'origine cérébrale et consécutive à une deuxième attaque. — Intégrité constante de l'excitabilité électrique.

S..., Adolphe, 35 ans, né à Paris, peintre en bâtiment, entre à la Salpêtrière le 21 février 1882. On le place au n° 4 de la salle Bouvier, service de M. le professeur Charcot. Aucun antécédent héréditaire; pas de maladie aiguë ni d'affection chronique antérieures; excès vénériens.

Il a eu, en 1876, des coliques de plomb rapidement guéries par des bains sulfureux. Depuis lors, elle n'ont plus reparu, bien qu'il ait toujours exercé la même profession.

L'année dernière, au mois d'août, il éprouve un matin, en se levant, une violente céphalalgie. La tête lui tourne; il tombe et perd entièrement connaissance. Cette première attaque se termine en quelques heures sans laisser de traces : le malade reprenait son travail le soir même.

Vers la fin de septembre, fourmillements dans les extrémités du côté droit; crampes subites et douloureuses. La jambe se raidit souvent et devient immobile pendant quelques minutes ; la main se ferme parfois brusquement, surtout quand il veut saisir un objet. Ces phénomènes précurseurs durent une semaine environ ; une deuxième attaque survient ensuite, le 10 octobre : éblouissement, vertiges, chute rapide. On le relève, et il est admis à la Charité. Hémiplégie des membres à droite avec anesthésie. La face est intacte.

Le Dr Desnos institue un traitement par l'électricité et l'iodure de potassium. Interruptions fréquentes, causées par de vives douleurs céphaliques. On obtient cependant, au bout de trois mois, une notable amélioration ; la sensibilité revient partout et la marche est possible. Le malade sort de l'hôpital.

Il reste peu de temps dans sa famille. Faible et sans ressources, voulant d'ailleurs hâter sa guérison, il se présente quinze jours après à la clinique nerveuse, où nous l'observons.

Mobilité assez grande au membre inférieur. L'extension et la flexion de la jambe sur la cuisse, de celle-ci sur le bassin, sont complètes. Les mouvements ne se font toutefois qu'avec une extrême lenteur ; aussi la progression est-elle encore incertaine et pénible. S... penche légèrement du côté droit.

Paralysie presque absolue du membre supérieur. Rien au dynamomètre à droite, 28° à gauche. Les deux premiers doigts peuvent seuls remuer ; les autres sont immobiles en tout sens, ainsi que la main et l'avant-bras. Les mouvements sont, pour la plupart, conservés à l'épaule.

On n'observe ni secousses, ni tremblements, ni contractures. Les réflexes sont égaux de part et d'autre. Liseré gingival très marqué ; urines albumineuses.

Électrisation (27 février).

Les deux courants sont employés :

Minimum galvanique.		A droite.		A gauche.	
Nerf radial...............	10 élém.	4 milli-amp.	10 élém.	4 m.-a.
Nerf cubital.............	10 —	3 ¹/₂ —	12 —	4 —
Long supinateur........	14 —	5 —	16 —	5 —
Ext. commun des doigts..	16 —	5 —	16 —	5¹/₂—
Sciatique externe........	8 —	3 —	10 —	3 —
Jambier antérieur........	12 —	4 —	14 —	4 —

Les contractions ne se produisent qu'au pôle négatif et à la fermeture.

Minimum faradique.		A droite.	A gauche.
Nerf radial............	Écartement des bobines	9.4	9.5
Nerf cubital............	—	9.7	9.7
Long supinateur.......	—	8.5	8.5
Ext. commun des doigts.	—	8 »	8 »
Sciatique externe.......	—	10 »	9.8
Jambier antérieur.......	—	9 »	9 »

Deux examens du même genre sont encore pratiqués le 8 et le
14 mars ; résultats analogues : toujours égalité presque parfaite ou
faible différence entre les deux côtés.

Dans les premiers jours d'avril, nous cessons d'observer le malade,
qui va du reste beaucoup mieux.

Les réactions se sont montrées dans ce cas constamment égales
de part et d'autre. Mais, pour qu'il en soit ainsi, il faut une
absence complète de contractures. La dégénérescence des cordons
latéraux entraîne, au début, comme on le sait déjà, une légère
augmentation de l'irritabilité électrique, qui s'affaiblit ensuite
graduellement et peut finir par disparaître.

Elle est aussi considérablement diminuée dans un grand nombre d'autres maladies spinales : dans l'ataxie locomotrice et le
tabes dorsal spasmodique à la dernière phase de leur évolu-
tion (Erb), dans certains cas très avancés de sclérose en plaques (Joffroy), et de paralysie générale à forme spécialement
motrice (Velden). On la trouve surtout extrêmement atténuée et
souvent abolie lorsque, sous l'influence d'une compression prolongée, se développent dans la moelle des affections secondaires
dégénératives. Les nerfs et les muscles paralysés, avec ou sans
atrophie, réagissent alors plus difficilement que dans les condi-

[1] Jaccoud ; art. *Électricité* du *Nouveau Dictionnaire de Médecine et de Chirurgie pratiques.*

tions normales ou restent même sans répondre aux excitations les plus vives. Le fait qui va suivre en fournit une preuve.

OBSERVATION III.

Syphilis. — Hémiplégie gauche, ancienne, consécutive à une lésion cérébrale. — Monoplégie brachiale droite plus récente et avec atrophie due à une compression de la moelle. — L'excitabilité électrique est conservée à gauche et fortement diminuée à droite, dans les nerfs et les muscles paralysés.

F..., officier en retraite, né à Tarbes et âgé de 44 ans, est soumis à notre observation à l'Hôtel-Dieu Saint-Éloi, le 12 juillet 1882 (service de M. le professeur agrégé Regimbeau, salle Saint-Jean, n° 4).

Son père, alcoolique et rhumatisant, est mort d'une lésion cardiaque. Sa mère a succombé très jeune à une fluxion de poitrine. Deux frères, plus âgés que lui, se portent bien.

D'un tempérament sanguin et d'une forte constitution, il a eu la rougeole dans son enfance et des fièvres intermittentes à diverses reprises. Engagé volontaire à 17 ans, il a vécu longtemps en Afrique, se livrant à des excès de tout genre. De nombreuses campagnes et plusieurs blessures l'ont beaucoup fatigué.

En 1867, il contracte au Mexique un chancre induré, bientôt suivi d'accidents secondaires : roséole, plaques muqueuses à la gorge, pléiades inguinales non suppurées. Un traitement mercuriel fait tout disparaître en quelques mois.

Trois ans après, survient à Valenciennes, où il était en garnison, une céphalalgie sus-orbitaire persistante, avec éblouissements et vertiges. Les moyens spécifiques employés de nouveau donnent rapidement les meilleurs résultats.

Il se croyait guéri, lorsqu'en 1876, sans cause appréciable, une paralysie complète se produit brusquement à gauche. Pendant une manœuvre, aux environs de Versailles, il lâche tout à coup la bride de son cheval : sa main retombe inerte ; sa jambe est immobile et sans force ; la face se trouve entièrement déviée à droite. Il ne peut garder l'équilibre, et malgré tous ses efforts s'affaisse lentement sur le sol. On le relève, et le soir même on le transporte au Val-de-Grâce. Il n'avait pas un seul instant perdu connaissance.

Une énergique révulsion est d'abord pratiquée. On a recours ensuite à divers traitements : vésicatoires et séton à la nuque, hydro-

thérapie, électricité faradique d'abord, plus tard galvanique. La déviation disparaît à la face, les mouvements reviennent en partie dans le
membre inférieur ; le bras seul reste toujours paralysé. Après un
séjour de huit mois, le malade sort de l'hôpital et quitte le service.

Retiré à Toulouse, il ne présente aucune manifestation nouvelle
de sa diathèse jusqu'en octobre 1880. A cette époque, douleur très
vive, continue, et gêne croissante dans les mouvements, au niveau des
dernières vertèbres cervicales. Au bout de quelques jours, la tête s'in-
cline brusquement en avant et se dévie à droite. Il peut la relever ;
mais quand il l'abandonne à elle-même, elle reprend aussitôt sa
position anormale et pénible. Il existe en même temps un embarras
considérable de la parole et une paralysie des plus marquées dans le
bras droit. Le membre inférieur est intact, la sensibilité est pourtant
conservée. On diagnostique à l'hôpital militaire, où le malade est
admis, une lésion de la colonne vertébrale due à la syphilis. — Des
pointes de feu sont plusieurs fois appliquées et l'iodure de potassium est prescrit à hautes doses. — Aucune amélioration.

Au mois d'avril 1881, atrophie rapide du membre paralysé. Les
interosseux sont d'abord atteints ; viennent ensuite les muscles de
l'avant-bras, surtout les extenseurs, puis ceux du bras ; l'épaule elle-
même est intéressée et commence à diminuer de volume vers la fin
de juin. F... suspend alors son traitement, se rend à Montpellier, et
entre à Saint-Éloi dans le service de la clinique médicale.

Voici quel était alors son état: A gauche, hémiplégie complète.
Défaut absolu de contracture ; les réflexes tendineux ne sont pas
exagérés et on ne provoque jamais de trépidation épileptoïde. Il est
facile de mouvoir les deux membres en tous sens ; mais abandonnés
à eux-mêmes, ils retombent aussitôt, absolument inertes. La sensibilité est partout conservée. A droite, monoplégie brachiale avec
atrophie musculaire. L'éminence thénar, les interosseux dorsaux, les
extenseurs, ont presque disparu. En avant, au contraire, les muscles
font à l'avant-bras une saillie à peu près normale ; aussi la main se
trouve-t-elle en flexion permanente. Le biceps est à peine atteint ; le
triceps est diminué de volume, mais présente encore des dimensions
assez grandes. Quant au deltoïde, il n'en reste plus que des faisceaux
épars, sans consistance, au-dessous desquels se dessine nettement
l'articulation de l'épaule. Pas la moindre raideur ; réflexes peu
marqués ; absence complète de troubles sensitifs. Rien à noter au
membre inférieur.

La tête est toujours immobile, inclinée sur la poitrine et déviée à droite. On ne peut la redresser. En arrière, on trouve une saillie très, marquée, dure à la pression, au niveau des deux dernières cervicales qui paraissent soudées entre elles. Il s'est produit évidemment une luxation de la colonne vertébrale que des poussées osseuses, réunissant les vertèbres, ne permettent plus de réduire.

Examen électrique. — Il est pratiqué seulement trois mois plus tard, le 4 novembre. Un traitement par le chlorure d'or et de sodium, par des injections de peptonate de mercure, n'a produit aucun effet. L'état du malade est toujours le même.

Aux *membres supérieurs,* différence très grande de l'excitabilité électrique par les deux courants en faveur du côté gauche.

Minimum galvanique.	A droite.		A gauche.	
Nerf musculo-cutané. . . .	12 élém.	5 milli-amp.	10 élém.	3 m.-a.
Biceps.	16 —	7 —	8 —	1 —
Nerf cubital.	14 —	6 —	10 —	4 —
Cubital antérieur.	20 —	8 —	12 —	5 —

Minimum faradique.		A droite.	A gauche.
Nerf musculo-cutané. . . .	Écartement des bobines	5 »	8 »
Biceps.	—	2.5	6 »
Nerf cubital.	—	1.8	6.7
Cubital antérieur.	—	1 »	4.8

Le contraste est plus net, plus frappant encore pour l'extenseur commun, le triceps et surtout le deltoïde. Les plus fortes excitations déterminent à peine une légère contraction, obtenue constamment d'ailleurs avec le pôle négatif, quand on se sert du courant continu.

Aux *membres inférieurs*, égalité presque complète de part et d'autre. Les plus faibles contractions du jambier antérieur s'obtiennent au pôle négatif, à droite avec 12 éléments et une déviation de 6 milliampères, à gauche 12 éléments et 6 milli-ampères 1/2. Pour le courant interrrompu, il faut un écartement de 5°à droite, 4°,8 à gauche. La différence est insignifiante. Il en est ainsi des nerfs et des autres muscles successivement examinés.

Le 25 décembre, deuxième exploration électrique suivant la même méthode. Elle fournit des résultats analogues aux précédents.

Minimum galvanique.	A droite.		A gauche.	
Nerf musculo-cutané....	10 élém.	4 milli-amp.	8 élém.	2 m.-a.
Biceps.................	18 —	7 —	10 —	3¹/₂—
Nerf cubital...........	16 —	6 —	6 —	1 —
Cubital antérieur.......	20 —	8 —	12 —	4 —

Minimum faradique.		A droite.	A gauche.
Nerf musculo-cutané....	Écartement des bobines	4 »	7 »
Biceps.................	—	3.5	5 »
Nerf cubital...	—	1.4	6.3
Cubital antérieur.......	—	1 »	5.2

Aux *membres inférieurs*, égalité toujours presque complète entre les deux côtés. Malgré le traitement le mieux approprié, aucune amélioration n'est encore obtenue au mois de mars 1882. Le malade quitte l'hôpital à cette époque et part pour Balaruc. Nous n'avons plus eu dès lors l'occasion de l'observer.

On voit que la différence est grande entre les deux côtés de ce malade. Les réactions sont beaucoup moins marquées à droite qu'à gauche, dans la paralysie médullaire de date récente que dans l'hémiplégie ancienne et sans contracture d'origine encéphalique. — Nous ferons remarquer qu'il ne s'agit ici que d'une simple diminution d'excitabilité ; le plus souvent, dans les cas de ce genre, surviennent en même temps des modifications qualitatives plus importantes que nous aurons bientôt à exposer. Une restriction analogue doit être faite pour la sclérose primitive des cornes antérieures. Les formes lentes et incomplètes de l'atrophie musculaire progressive ne produisent, en effet, ordinairement qu'un affaiblissement graduel de la contractilité électrique des muscles, tandis que la forme classique, le type Aren-Duchenne, donne toujours naissance à des altérations de qualité.

L'action des courants est encore affaiblie dans la plupart des myélites diffuses à marche envahissante, et notamment dans la paralysie ascendante aiguë, ou maladie de Landry, comme Velden, Muller et d'autres auteurs ont pu le constater. On note enfin une diminution considérable d'excitabilité dans les altérations diverses qui atteignent primitivement les muscles : la myosite suffisamment prononcée, l'atrophie par consumption ou par inertie fonctionnelle et surtout la pseudo-hypertrophie (Berger). Un contraste frappant se montre, dans ce dernier cas, entre les dimensions colossales que prennent souvent les masses musculaires et les secousses insignifiantes provoquées à grand'peine par les plus fortes excitations. Ajoutons, en terminant, que l'atrophie rapide, observée si souvent à la suite des lésions traumatiques articulaires, s'accompagne toujours d'une diminution d'excitabilité sans modifications qualitatives. Erb insiste beaucoup sur ce fait, qui prouverait, à son avis, l'origine purement locale et périphérique de cette atrophie. Mais son interprétation est loin d'être admise par tout le monde. Il semblerait au contraire, d'après les travaux de Lefort, Vulpian, Vallat, etc..., à ce sujet, que l'altération du muscle est plutôt le résultat d'un phénomène réflexe [1]. Sous l'influence du traumatisme, il y aurait irritation des fibres nerveuses sensitives qui se terminent dans les muscles voisins de l'articulation, action sur la moelle et en particulier sur la substance grise des cornes antérieures et atrophie consécutive. L'extrême rapidité avec laquelle celle-ci se produit ne saurait permettre de l'attribuer à une autre cause. Il y a là une question de pathogénie assez délicate qui est encore discutée et mérite de nouvelles recherches

Ce qui ressort de cet exposé, c'est que la diminution d'excitabilité ne s'observe pas dans les lésions purement et exclusivement

[1] Vallat; Thèse de Paris.

cérébrales. En second lieu, il est permis de dire que, si l'exagération de l'excitabilité électrique est un signe de début de la
plupart des lésions spinales, son affaiblissement est au contraire
le symptôme d'une phase plus avancée de ces mêmes altérations. Nous ne pourrons du reste insister suffisamment sur la
valeur séméiologique de ces signes que lorsque nous connaîtrons
les autres modifications que peuvent présenter les réactions
électriques, c'est-à-dire les altérations qualitatives, à l'étude
desquelles nous allons passer.

CHAPITRE III.

Modifications qualitatives de l'excitabilité électrique.

—————

§ I. — Description de la réaction de dégénérescence.

Sous ce nom, on désigne un ensemble de modifications pathologiques qualitatives et quantitatives qui se produisent dans l'excitabilité électrique des nerfs et des muscles, et paraissent dues à un processus morbide dégénératif de ces nerfs et de ces muscles. — La réaction de dégénérescence consiste essentielle- ment en une diminution et perte, pour le nerf, de l'irritabilité faradique et galvanique ; perte, pour le muscle correspondant, de l'irritabilité faradique seulement. Pour ce dernier, l'excitabi- lité galvanique est conservée, mais avec des changements de qualité et de quantité.

Le premier fait clinique de ce genre remonte au commence- ment de ce siècle ; il a été publié par un médecin français, Hallé, en 1801. Chez un rhumatisant atteint d'hémiplégie faciale, les muscles étaient facilement excités par une pile de Volta, tandis que les plus fortes étincelles ne provoquaient aucune contrac- tion. Malgré son importance, ce cas fut signalé sans commen- taires et passa presque inaperçu.

Plus tard, Duchenne fit remarquer à diverses reprises que dans les paralysies graves de la face les muscles reprenaient jusqu'à un certain degré leur motilité volontaire, tout en restant encore inexcitables par un fort courant faradique. Remak in- diqua aussi la prédominance fréquente, dans la même affection, du courant galvanique sur le courant induit. Mais ces observations n'eurent aucune conséquence ; on n'en tint pas le moindre compte dans la pratique.

L'attention générale ne fut vivement attirée sur ce point qu'en 1859. Dans un cas remarquable de lésion du facial, Baierlacher constata que les muscles paralysés, toujours immobiles quand on employait le courant faradique, répondaient très bien au contraire à l'excitation galvanique. Les courants continus faisaient alors leur réapparition en médecine ; on vit pour eux, dans ce fait, le plus heureux présage, et les recherches commencèrent. Poursuivies en quelque sorte exclusivement en Allemagne, elles montrèrent bientôt que la supériorité du courant galvanique sur le courant induit n'existait pas uniquement dans la paralysie faciale, mais se manifestait aussi dans une foule de paralysies des autres nerfs. Toutefois, on croyait encore que le nerf et le muscle se comportaient de la même manière vis-à-vis de l'excitation électrique.

Erb a eu le mérite de prouver qu'il en est autrement. Il a découvert que, dans ces circonstances, les muscles sont directement excitables, mais ne répondent plus à l'excitation de leur nerf. Des expériences sur les animaux lui ont en outre permis d'établir, dans une certaine mesure, des relations précises entre les altérations consécutives à une section nerveuse et les phénomènes électriques que présentent, dans ce cas, le nerf lésé et son domaine musculaire. C'est à lui, en un mot, qu'est due la connaissance exacte des réactions diverses qui constituent l'*Entartung's-Reaction*, ou réaction de dégénérescence.

Ces résultats ont été depuis lors vérifiés par de nombreux observateurs. Eulenburg, Brenner, Vierrordt, les ont successivements obtenus ; Ziemssen et Weiss en ont augmenté et précisé la valeur par de nouveaux détails ; enfin tout récemment, Leegard, dans un important travail, en a donné une confirmation des plus complètes. Disons toutefois qu'ils ont été, en France, contestés à diverses reprises par Vulpian, et surtout en partie modifiés par Vigouroux, dans ces derniers temps.

Le fait fondamental, avons-nous dit, est le suivant : les changements de réaction qui s'observent après la lésion du nerf sont tout à fait différents pour le nerf et pour le muscle, c'est-à-dire suivant que l'on place l'électrode excitatrice sur la branche nerveuse, entre la lésion et le muscle ou sur le muscle même.

A. *Examen du nerf.* — On remarque parfois, immédiatement après la lésion paralysante, une légère augmentation d'excitabilité. Le fait est très rare et n'a d'ailleurs qu'une durée très courte. Le plus souvent, dès le second ou le troisième jour, survient une diminution progressive de l'excitabilité galvanique et faradique. Il faut un courant plus fort pour obtenir le minimum de contraction, et un courant donné entraîne une contraction moindre. Vers la fin de la première semaine ou le commencement de la seconde, l'excitabilité a totalement disparu. Les plus forts courants ne produisent alors aucune contraction. L'affaiblissement débute dans la partie du nerf voisine de la lésion et gagne rapidement la périphérie. On n'observe jamais la moindre altération qualitative.

Cet état dure un temps variable suivant les circonstances. Il est définitif si la paralysie est incurable ; si au contraire la terminaison doit être heureuse, on voit reparaître et s'accroître graduellement les réactions électriques.

On les obtient d'abord en excitant le nerf près de la lésion, puis en s'éloignant vers la périphérie ; elles reviennent en somme dans l'ordre même de leur disparition. Le retour à l'état normal peut se faire assez vite dans les cas très légers ; mais le plus souvent l'excitabilité ne reprend sa valeur ordinaire que très lentement et reste encore longtemps affaiblie après la guérison.

Une chose curieuse, c'est que les mouvements volontaires reviennent avant l'excitabilité électrique. Le nerf transmet les impulsions motrices venues des centres avant d'être lui-même directement excitable par les courants. C'est là un fait très difficile à expliquer. Duchenne l'avait déjà noté pour les courants induits, dans les paralysies traumatiques. Erb a voulu s'en rendre compte et l'a étudié avec soin [1].

De nombreuses expériences sur les animaux lui ont montré que dans la régénération d'un nerf coupé, les mouvements volontaires se produisent dès que la continuité du cylindre-axe est rétablie ; mais il faut la reformation de la myéline (ce qui n'a lieu qu'ultérieurement) pour que le nerf réagisse de nouveau sous l'influence de l'électricité. Sans myéline, le conducteur nerveux, qui n'est pas encore directement irritable par les courants, peut cependant transmettre des excitations autres que l'excitation volontaire, l'excitation électrique elle-même. Si par exemple on électrise au-dessus de la lésion le nerf incomplètement régénéré, il transmettra quand même l'excitation électrique, et le muscle se contractera. Rien ne se produira au contraire si l'électrode est appliquée au-dessous du point lésé. Erb conclut de tout cela que le pouvoir de transmission et l'excitabilité électrique d'un nerf sont deux propriétés absolument distinctes et indépendantes l'une de l'autre. Pour se produire, la première nécessite un degré de régénération du nerf moins élevé que la seconde. Cliniquement, le retour des mouvements volontaires, sans réapparition de l'excitabilité électrique, veut dire simplement restauration du cylindre-axe sans formation de myéline.

Vulpian [2] a contesté la valeur de cette opinion. Pour lui, les fibres nerveuses ne doivent pas leur excitabilité à leur gaîne de myéline. Dans les circonstances étudiées par Erb, le bout péri-

---

[1] Erb : loc. cit.
Vulpian : Arch. de Physiologie, 1871-72.

phérique du nerf lésé et incomplètement régénéré n'est pas absolument inexcitable, comme le prétend cet auteur, mais seulement plus difficile à exciter que le bout central. On peut obtenir des contractions en l'irritant après l'avoir mis à nu. La différence entre les deux portions du nerf provient sans doute de ce que, dans le bout périphérique, les fibres régénérées sont encore peu nombreuses, séparées les unes des autres par du tissu conjonctif de nouvelle formation et par des fibres nerveuses encore altérées ; dans de telles conditions, le courant électrique atteint peut-être plus difficilement la totalité de ces fibres régénérées, lorsqu'il agit directement sur ces fibres périphériques, que lorsqu'il est transmis comme l'excitation venue des centres (mouvements volontaires) par l'intermédiaire du bout central. Quoi qu'il en soit de ces diverses interprétations, le fait n'en existe pas moins et mérite d'être retenu.

B. *Examen du muscle.*— Le nerf se comporte de la même manière pour les deux espèces de courants. Il n'en est plus ainsi du muscle.

Avec le courant faradique, on observe dans le muscle des phénomènes analogues à ceux que nous venons de décrire pour le nerf. L'excitabilité diminue rapidement et s'éteint vers la fin de la deuxième semaine. Ce fait n'est toutefois rigoureusement vrai que dans les conditions ordinaires de l'examen clinique, c'est-à-dire quand on faradise le muscle malade à travers la peau. L'excitation par l'électro-puncture ou sur le muscle dénudé produit encore à ce moment des contractions fibrillaires.

L'excitabilité reste perdue dans les cas très graves ; elle revient au contraire graduellement à l'état normal si la guérison doit se faire. Le retour commence ordinairement beaucoup plus tard et s'effectue plus lentement que pour le nerf. Il est séparé aussi par un plus long intervalle de la réapparition des mouvements volontaires.

Au courant galvanique, la marche est toute différente. Pendant la première semaine, l'excitabilité diminue, comme avec le courant faradique ; mais dans le cours de la deuxième semaine survient une augmentation graduelle accompagnée de modifications qualitatives. Le muscle réagit avec la plus grande facilité ; deux éléments de pile suffisent bientôt pour l'exciter, tandis qu'ils restent sans effet du côté sain. En même temps, les contractions changent de forme : au lieu d'être rapides, instantanées, comme à l'état normal, elles deviennent longues, traînantes, progressives, et restent soutenues aussi longtemps que passe le courant. C'est là une importante particularité qui fait rarement défaut ; Erb la regarde comme vraiment caractéristique de la réaction de dégénérescence. Il est facile de la rendre très évidente dans les régions où les muscles symétriques sont juxtaposés et peuvent être excités simultanément par la même électrode. Dans les cas, par exemple, de paralysie faciale, si l'on place une assez large électrode au niveau du menton, on voit d'abord, avec un courant faible, les muscles sains rester immobiles, alors que, du côté malade, les faisceaux symétriques entrent déjà en contraction ; une plus grande intensité entraîne des secousses de part et d'autre, mais légères et rapides du côté sain, très marquées au contraire, lentes et prolongées dans les muscles paralysés.

Un autre fait plus important est une altération profonde de la formule normale des contractions. Celles-ci ne se succèdent plus suivant l'ordre connu : 1o KaSZ ; — 2o AnSZ ou AnOZ ; — 3° KaOZ.

On voit, en premier lieu, la secousse de fermeture par le pôle positif (AnSZ) augmenter graduellement de force et devenir égale à la secousse de fermeture du pôle négatif. Ces deux secousses, aussi marquées l'une que l'autre, sont obtenues avec la même intensité de courant. On a alors suivant la notation :

$$AnSZ = KaSZ.$$

A un degré plus avancé, AnSZ l'emporte sur KaSZ, ce que l'on écrit algébriquement :

$$AnSZ > KaSZ$$

Inversement, la secousse d'ouverture par le pôle négatif (KaOZ), qui manque si souvent à l'état physiologique, se développe, égale et dépasse à son tour la contraction d'ouverture du pôle positif (AnOZ). Ces modifications sont successivement représentées par :

$$KaOZ = AnOZ$$
$$KaOZ > AnOZ$$

Ce dernier fait est pourtant assez rare.

Pratiquement, le caractère essentiel de la réaction de dégénérescence est dans l'apparition de AnSZ avant KaSZ et la prédominance constante de la première sur la seconde contraction. Il y a, en somme, un renversement complet des principaux termes de la loi physiologique.

Cet état peut longtemps persister : trois, six ou huit semaines, et parfois davantage. L'excitabilité galvanique recommence ensuite à diminuer progressivement. Les secousses se prolongent et les changements qualitatifs deviennent plus apparents ; mais il faut un courant de plus en plus fort pour les provoquer. Dans les cas incurables, l'excitabilité finit par disparaître. La réaction qui s'en va la dernière est AnSZ, secousse de fermeture par le pôle positif : c'est le dernier signe de vie des fibres musculaires.

Si la terminaison doit au contraire être heureuse, s'il y a marche vers la guérison, pendant que le nerf reprend, comme il a été dit plus haut, son excitabilité électrique, on voit le muscle revenir graduellement à l'état normal. L'exagération de l'excitabilité galvanique diminue et les altérations qualitatives de la secousse disparaissent. Il se produit alors des phénomènes absolument inverses des précédents : c'est la secousse de fermeture du pôle positif qui perd sa force, se rapproche de plus en plus de la secousse de fermeture du pôle négatif, et finit par lui devenir égale d'abord, plus tard inférieure. La formule ordinaire des contractions est ainsi rétablie. L'excitabilité descend presque au-dessous du taux normal et y reste longtemps, même quand la paralysie a disparu.

Ce retour du muscle à son état normal se fait plus lentement que pour le nerf. La régénération des faisceaux musculaires est en effet beaucoup plus longue que celle des fibres nerveuses. De là, un contraste frappant qui existe, dans certains des cas, entre la réaction du nerf et celle du muscle ; les contractions obtenues par l'électrisation du rameau nerveux obéissent entièrement aux règles physiologiques, tandis que les secousses provoquées par l'excitation directe du même muscle présentent à un degré variable les changements qualificatifs que nous venons d'exposer.

A côté de ces faits, vraiment curieux, se place un symptôme intéressant qui accompagne toujours la réaction de dégénérescence et sert à la préciser. Les muscles répondent d'une manière spéciale aux excitations mécaniques. Le moindre choc produit avec le doigt ou un marteau à percussion les fait vivement contracter ; les contractions sont en outre longues et soutenues. Ce mode de réaction, signalé d'abord par Hitzig et ensuite par Erb, se produit en même temps que l'exagération de l'excitabilité galvanique ; il apparaît pourtant un peu plus tard et dure moins que cette augmentation.

Voilà, dans tous ses détails, l'*Entartung's-Reaction*, ou réaction de dégénérescence. On l'appelle parfois réaction de Erb, la désignant ainsi, avec juste raison, par le nom du praticien remarquable qui l'a réellement découverte. Dans le langage symbolique, elle est représentée en Allemagne par les lettres EaR, que nous croyons utile de conserver.

On a essayé d'expliquer la différence de réaction du muscle

6

au courant galvanique et au courant faradique. Neumann admet que, dans ces circonstances, les courants d'une certaine durée peuvent seuls faire contracter le muscle malade ; celui-ci a perdu la faculté de réagir sous l'influence de courants trop rapides. Le courant induit, toujours très court, reste sans effet ; le courant continu, au contraire, d'une durée plus longue, provoque des contractions ; mais il cesse d'exciter à son tour si, par un procédé quelconque, on le raccourcit. C'est ainsi que des courants galvaniques intenses, mais très rapides, n'ont aucune action sur les fibres musculaires, tandis que des courants beaucoup plus faibles, mais prolongés, donnent naissance à de vives secousses. Cette opinion est partagée par Erb, qui fait en outre intervenir une action spéciale due aux transformations chimiques dont le muscle est le siège. Ce ne sont là que des explications très incomplètes et dont on ne saurait se contenter. Aussi a-t-on fait de nouvelles recherches..

Vigouroux[1] a, dans ces derniers temps, étudié la question et obtenu des résultats très remarquables. Nous avons déjà vu[2] que cet habile praticien admet deux pôles bien distincts, pour le courant faradique comme pour le courant galvanique. Il a analysé l'action isolée de chacun de ces pôles dans des cas très nombreux où existait la réaction de dégénérescence, et ses observations l'on conduit à affirmer que la prétendue différence de réaction du muscle aux deux espèces de courants n'est qu'apparente. L'excitabilité faradique ne serait diminuée ou abolie que pour le pôle négatif ; on la trouverait au contraire augmentée, comme la galvanique, avec le pôle positif.

Voici les termes dans lesquels il s'exprime : « On dit que, dans la réaction de dégénérescence, le muscle réagit quand on l'excite avec le pôle positif, et peu ou point avec le pôle négatif

[1] R. Vigouroux : *Société de Biologie* et *Gazette médicale, loc. cit.*
[2] Voy. pag. 34.

à la fermeture du courant (AnSZ $>$ KaSZ) ; ce muscle serait, en outre, tout à fait inexcitable au courant faradique. Mais ici, il faut distinguer : le muscle ne répond pas au pôle négatif du courant induit, mais il répond très bien au pôle positif du même courant. La vérité est donc que le muscle est excitable aussi bien et souvent mieux par le courant faradique que par le galvanique ; seulement, il faut employer le même pôle pour l'un et pour l'autre. Un muscle qui ne répond plus à la kathode galvanique ne répond pas davantage à la kathode de l'induit, mais il répond très bien à l'anode des deux. Il ne peut donc plus être question, pour le muscle, de la perte de l'excitabilité faradique faisant contraste à la conservation de l'excitabilité galvanique. De là, les conclusions suivantes :

» 1° Dans l'examen électrique des nerfs et des muscles, il est indispensable de noter les réactions obtenues avec les deux pôles du courant induit. Les observations où il est simplement question de l'absence ou de la présence de la contractilité faradique sont incomplètes et insuffisantes.

» 2° Dans l'atrophie dégénérative, la contractilité faradique n'est pas abolie, comme on le croit généralement ; elle a simplement subi le même changement qualitatif que la galvanique.

» 3° Le seul caractère essentiel de la réaction de dégénérescence du tissu musculaire est, par suite, dans l'action plus grande du pôle positif, inversement à ce qui a lieu dans l'état normal, mais cela pour les deux ordres de courants. »

La publication de ces faits, auxquels on était loin de s'attendre, est trop récente pour qu'on ait eu le temps de les contrôler. En ce qui nous concerne, nous n'avons pu en tenir compte dans nos observations, celles-ci étant déjà prises avant que les travaux de Vigouroux fussent connus. Une fois seulement, nous avons eu depuis l'occasion d'en constater l'exactitude chez un malade dont nous rapporterons brièvement l'histoire.

OBSERVATION IV.

Contusion de la moelle et luxation du coude à gauche. — Atrophie musculaire du membre supérieur correspondant, avec réaction de dégénérescence.

Il s'agit d'un homme vigoureux, charpentier de marine, et âgé de 37 ans. Un jour, le 8 mars 1882, il tombe d'un deuxième étage et se fracture l'avant-bras du côté gauche. Les deux os sont cassés en deux points différents, au poignet et au tiers moyen ; il existe, en outre, une luxation du coude en arrière et une forte contusion de la colonne vertébrale entre les deux épaules. La luxation est réduite et on place un appareil. Cinquante jours après, quand il est enlevé, on constate déjà une atrophie marquée de la plupart des muscles. Les os se consolident, mais le travail reste impossible et les muscles diminuent graduellement de volume. L'hydrothérapie, le massage, les frictions de tous genres, sont vainement employés. Le malade commence alors un traitement par l'électricité chez le Dr Regimbeau (novembre 1882). Amélioration sensible au bout de quelque temps ; les mouvements reviennent en partie, mais lentement, dans le membre paralysé. Nous l'observons avec soin le 10 février 1883. A ce moment, les muscles postérieurs de l'avant-bras sont fortement atrophiés, les muscles antérieurs le sont beaucoup moins ; aussi la flexion est-elle possible au poignet et au coude, tandis que l'extension est difficile et incomplète. Les doigts sont toujours légèrement repliés vers la paume de la main ; ils peuvent à peine se mouvoir latéralement. On remarque en effet une atrophie des plus marquées au niveau des interosseux dorsaux; les deux premiers ont presque disparu ; le troisième et le quatrième font encore une légère saillie. L'examen électrique est pratiqué avec les deux espèces de courants.

Nerf cubital. — Faradisation entre l'épitrochlée et l'olécrâne.

Excitabilité très affaiblie ; il faut un rapprochement de 3° entre les deux bobines pour obtenir de légères contractions dans les muscles correspondants. Le pôle négatif semble avoir plus d'action que le pôle positif. A droite, au contraire, l'excitabilité faradique est beaucoup plus grande ; 8° d'écartement donnent déjà des contractions presque toujours plus marquées aussi avec le pôle négatif.

Le courant galvanique permet de constater une différence analogue entre les deux côtés. Il faut 20 éléments et 6 milli-ampères pour pro-

voquer de légères secousses à gauche, tandis qu'à droite 6 éléments et
2 milli-ampères sont déjà suffisants. — Réactions qualitatives normales : prédominance du pôle négatif sur le positif.

Muscles. — Troisième interosseux dorsal. — Avec le courant faradique, aucune contraction au pôle négatif ; un rapprochement de 2°
entre les bobines de l'appareil produit au contraire avec le pôle positif
de faibles mouvements de latéralité dans le doigt correspondant
(annulaire). Le déplacement est plus net quand les bobines sont au
maximum de rapprochement.

Du côté sain, réactions énergiques à 6°, plus marquées avec le pôle
négatif.

Le courant galvanique indique une diminution considérable d'excitabilité à gauche, ainsi qu'une prédominance de l'anode sur la kathode.
A droite, les réactions sont absolument normales.

Des résultats à peu près semblables sont obtenus en électrisant de
la même manière divers autres muscles.

En résumé : A gauche, du côté malade, diminution, pour le nerf,
des deux espèces d'excitabilité, avec prédominance du pôle négatif
sur le positif ; pour le muscle, disparition complète de l'excitabilité
faradique et galvanique au pôle négatif ; excitabilité légère au positif.
A droite, du côté sain, état normal.

Cette observation est évidemment confirmative des résultats
obtenus par Vigouroux. Elle ne peut sans doute nous permettre,
à elle seule, de porter sur eux un jugement définitif, mais elle
suffit pour en indiquer l'importance et montrer la nécessité de
recherches ultérieures sur ce point.

Réaction de dégénérescence partielle. — L'*Entartung's-Reaction*
n'existe pas toujours sous la forme complète que nous venons de
décrire. Dans certains cas, on constate l'absence de quelques-uns
des phénomènes électriques qui la constituent : on a alors affaire
à ce que Erb a désigné sous le nom de réaction de dégénérescence
partielle. Elle est caractérisée par ce fait : que le nerf conserve
toujours presque intégralement son excitabilité électrique, tandis
que le muscle présente les modifications qualitatives et quanti-

tatives dont il vient d'être question. Les deux espèces de courants ne révèlent pour la branche nerveuse qu'une diminution d'excitabilité à peine appréciable. Pour le muscle, au contraire, c'est toujours l'abolition rapide de la contractilité faradique, l'exagération très marquée de la contractilité galvanique, et surtout l'interversion polaire si curieuse des cas les plus accentués. Il est à supposer que, dans ces circonstances, les fibres musculaires sont seules altérées. On verra tout à l'heure en quoi consiste leur altération ; disons cependant, par avance, que *la plupart* des maladies qui donnent lieu à la réaction partielle sont à la fois légères et de courte durée. Celle-ci n'est d'ailleurs qu'une simple modification de la réaction totale de dégénérescence. On les rencontre assez souvent l'une et l'autre, chez le même individu et dans la même affection, sur des muscles voisins ; la réaction partielle peut en outre se transformer en réaction complète ; enfin, entre ces deux extrêmes se placent une série de termes intermédiaires. Ce sont là des preuves suffisantes pour montrer qu'il s'agit de faits de même nature, de phénomènes du même ordre.

§ II. — RAPPORTS ENTRE LES PHÉNOMÈNES ÉLECTRIQUES DE EaR ET L'ÉTAT ANATOMIQUE DU NERF ET DU MUSCLE. — RECHERCHES EXPÉRIMENTALES.

L'intérêt clinique de l'étude que nous venons de faire est tout entier dans les rapports qu'on peut établir entre les phénomènes électriques de la réaction de dégénérescence et l'état anatomique du nerf et du muscle. Erb les a expérimentalement étudiés avec le plus grand soin. C'est d'après lui que nous allons les exposer.

On sait qu'après la section d'un nerf, il se produit dans sa portion périphérique des modifications histologiques importantes. Déjà, au bout de vingt-quatre heures, les noyaux des segments inter-annulaires se gonflent, et le protoplasma qui les enveloppe augmente de volume ; dès le troisième jour qui suit la lésion, la prolifération qui s'effectue ainsi à l'intérieur de la gaine de Schwann est assez avancée pour la remplir en grande partie. Ranvier [1] a bien décrit ce processus en insistant sur son activité. La myéline se segmente ensuite, se divise en gouttelettes de plus en plus petites, et finit par se résorber. Le cylindre-axe est lui-même atteint, se divise et disparaît à son tour. Vulpian avait cru d'abord à la persistance de ce filament dans les fibres dégénérées, mais il reconnut plus tard son erreur : ce qu'il avait pris pour le cylindre-axe n'était autre chose que la gaine de Schwann vide et revenue sur elle-même. Celle-ci reste seule en effet avec de nombreux noyaux après la troisième semaine. On note en même temps une abondante hyperplasie du tissu conjonctif, qui prolifère et s'épaissit, séparant les uns des autres les faisceaux primitifs et les comprimant. Il se fait, en un mot, une cirrhose véritable de la branche nerveuse. — Le bout central du nerf coupé ne présente au contraire aucun changement notable de structure, si ce n'est dans les cas anciens où la réunion entre les deux bouts n'a pu s'effectuer, cas dans lesquels survient une atrophie simple plus ou moins accusée (Vulpian) [2]. L'extrémité terminale seule de ce bout central, celle qui confine directement à la section, se tuméfie par suite de la prolifération des noyaux de la gaine de Schwann et de l'endonèvre, mais dans ce renflement terminal on constate toujours la persistance du cylindre-axe (Ranvier).

Après un temps plus ou moins long, suivant les circonstances, débute un travail inverse. Le nerf se régénère; parmi les tubes altérés, en en voit d'autres pourvus de myéline et possédant un cylindre-axe. D'abord pâles et faibles, ils se développent graduellement et reprennent enfin leur état normal. Mais il reste longtemps encore un tissu lamineux très épais, qui gêne

[1] Ranvier : *Archives de Physiologie*, 1871-72.

[2] Vulpian ; *loc. cit.*

les fonctions des fibres nouvelles. Comment se fait cette restauration et quelle en est exactement la cause? C'est là une question encore discutée. Il est pourtant admis d'une manière générale qu'elle dépend de la réunion des bouts du nerf lésé. Plus celle-ci est facile et rapide, plus vite aussi marche le rétablissement complet du tronc nerveux.

Parallèlement à ces faits observés dans le nerf, surviennent, dans le muscle, des changements histologiques analogues. Un premier fait, visible à l'œil nu, est l'atrophie, déjà manifeste à la fin de la deuxième semaine. Le muscle diminue progressivement de volume, et change de couleur ; il devient pâle-jaunâtre, puis de coloration feuille-morte. Le microscope révèle dès le huitième jour un gonflement marqué de la cellule musculaire ; un peu plus tard, les noyaux intra-musculaires sont très abondants et le diamètre des faisceaux a notablement diminué ; par places même, la substance musculaire est interrompue et la gaine du sarcolemme revenue sur elle-même ; la striation toutefois persiste nettement.

Dans ces cas, la transformation cireuse de la substance contractile s'observe bien plus facilement que sur les muscles sains.

— Le tissu conjonctif interstitiel du muscle se développe comme précédemment pour le nerf, et il se produit encore ici une véritable cirrhose du muscle. Presque toujours il se fait en même temps, dans ce tissu connectif interstitiel, un dépôt considérable de cellules graisseuses. Selon la remarque de Vulpian : « Il s'agit là, non d'une métamorphose graisseuse, mais d'une véritable stéatose interstitielle ». Quant aux fibres musculaires elles-mêmes, elles s'atrophient de plus en plus et peuvent finir par disparaître. Le muscle est alors transformé en une bande fibreuse qui devient souvent le siège de dépôts graisseux très abondants.

Quand, au contraire, le nerf sectionné se régénère, les fibres musculaires commencent à revenir à leur état normal. Mais ce

retour est lent ; elles restent longtemps minces et pâles, entou-
rées d'un tissu conjonctif résistant qui gêne leur nutrition et
s'oppose par suite à leur développement. — Si la réparation
nerveuse est trop longue à s'établir, les altérations du muscle
ont atteint parfois un tel degré qu'elles sont en partie irrépara-
bles. Ici encore c'est à l'influence trophique des centres nerveux
qu'on attribue les phénomènes de régénération [1].

En résumé, après la section du nerf, sa portion périphérique et
le muscle correspondant dégénèrent et s'atrophient. On voit
leurs fibres disparaître pour toujours si la réunion entre
les deux bouts du nerf lésé ne peut s'effectuer ; dans le cas contraire, ce qui est de beaucoup plus fréquent, elles reviennent
graduellement à leur état normal.

Cela posé, Erb explique la réaction de dégénérescence de la
façon suivante : L'exagération passagère d'excitabilité que le
nerf présente parfois au début, pour les deux ordres de courants,
est due à l'invasion subite du processus dégénératif, à l'activité
même qu'il met à s'établir. La diminution progressive et la perte
absolue de cette excitabilité, survenues ensuite, correspondent
à la segmentation et à la destruction complète de la myéline et
du cylindre-axe. Plus tard, le nerf redevient excitable quand il
se restaure. Avec l'apparition des fibres nouvelles coïncide le
retour de l'excitabilité électrique, retour qui se fait lentement,
progressivement, comme la régénération nerveuse elle-même.
Après la guérison, l'excitabilité reste encore affaiblie pour deux
raisons : d'abord parce que les épaisses cloisons de tissu conjonctif qui persistent longtemps entre les fibres nerveuses gênent
l'action du courant ; en second lieu parce que le muscle, dont la
réparation est plus tardive, ne peut entièrement répondre pen-

---

[1] Pour avoir, sur ces questions délicates d'anatomie pathologique, de plus
amples détails, on consultera avec fruit, dans le *Nouveau Dictionnaire de
Médecine et Chirurgie pratiques*, l'article *Nerfs*, de Mathias Duval, et l'article
Muscle, de Strauss.

dant quelque temps à l'excitation qui lui est transmise. Pour ce muscle même, la diminution d'excitabilité constatée dès la première semaine n'a aucun rapport avec son altération ; elle résulte uniquement de l'altération des terminaisons nerveuses intramusculaires, qui sont déjà profondément modifiées. Le muscle est à ce moment absolument intact ; mais bientôt il s'altère, et alors apparaît l'augmentation de la contractilité galvanique. Elle a pour cause, de même que la prédominance du pôle positif, les modifications diverses dont les faisceaux primitifs sont le siège (prolifération musculaire, transformations chimiques, etc.). Son affaiblissement ultérieur traduit les progrès incessants de la lésion ; enfin son abolition totale marche de front avec la transformation fibreuse et l'atrophie irréparable du muscle. Dans les cas très nombreux de régénération, le développement des nouveaux éléments musculaires rend exactement compte de l'intensité croissante de l'excitabilité, qui reprend, à la longue, sa valeur habituelle.

On voit, en somme, que la plus étroite solidarité existe pour Erb entre l'état anatomique et les réactions électriques du nerf et du muscle. Pour lui, le parallélisme est complet : à chaque période du processus atrophique correspondrait une phase électrique bien déterminée ; la première serait fatalement la cause de la seconde, et l'on pourrait, inversement, par la seule électrisation des fibres nerveuses et musculaires, diagnostiquer l'existence et préciser avec certitude le degré de la lésion. La réaction de dégénérescence permettrait ainsi de faire à chaque instant l'examen histologique et en quelque sorte l'autopsie du nerf et du muscle encore vivants.

Il ne faut pas exagérer la valeur de ces déductions. Vulpian a en effet combattu la généralité de certains faits et certaines interprétations de l'auteur allemand.

En se plaçant dans les mêmes conditions que lui, il n'aurait vu le plus souvent aucune différence entre l'action des courants continus et celle des courants faradiques ; l'effet prédominant du pôle positif ne se serait jamais non plus manifesté dans ses expériences. « Si j'ai, dit-il, observé quelquefois des réactions en concordance apparente avec les résultats indiqués par Erb, je dois dire que presque toujours l'action du courant galvanique sur les muscles paralysés m'a paru affaiblie comme celle des courants interrompus. Quant aux altérations qualitatives, quel que soit le mode de lésion auquel aient été soumis les nerfs, je ne les ai jamais remarquées. Le pôle négatif, à quelque époque qu'on ait exploré les muscles malades, a toujours agi plus puissamment sur ces muscles que le pôle positif[1]. »

Erb a cependant maintenu contre Vulpian l'exactitude de ses recherches, mais ses affirmations n'en comportent pas moins de nombreuses réserves. On ne saurait, par suite, malgré leur importance, s'en rapporter à elles seules pour établir sûrement la valeur séméiologique de la réaction de dégénérescence ; il faut pour cela une base plus précise d'appréciation, que nous demanderons à la clinique. Nous allons, dans ce but, rapidement examiner les divers cas pathologiques dans lesquels l'*Entartung's-Reaction* est constatée.

§ III. — Etats pathologiques dans lesquels se produit la réaction de dégénérescence.

Citons d'abord, par ordre de fréquence, les paralysies traumatiques. Dans ce groupe, se rangent les paralysies consécutives à la section, la déchirure ou l'écrasement accidentel d'une branche nerveuse. Les conditions expérimentales que nous venons d'exposer se trouvent alors cliniquement réalisées ; aussi est-ce dans les cas de ce genre que la réaction de dégénérescence est le mieux caractérisée. La simple compression d'un nerf, si elle est assez

[1] Vulpian ; *loc. cit.*, pag. 258 et 759.

forte et suffisamment prolongée, peut aussi la produire : on la rencontre en effet très souvent dans les paralysies dues à l'altération d'un rameau nerveux par une tumeur voisine, un anévrisme, un cal exubérant, un appareil mal appliqué. C'est ainsi qu'une luxation du coude en arrière lèse ordinairement le cubital et paralyse l'avant-bras. L'*Entartung's-Reaction* est, dans ces circonstances, le plus souvent notée, comme le prouve l'Observation IV. Elle se montre également dans les fractures du rocher avec paralysie de la septième paire. Le fait suivant en est un remarquable exemple.

OBSERVATION V.

Fracture du rocher. — Paralysie faciale du côté gauche. — Examen électrique deux ans après l'accident. — Abolition complète, pour le nerf, de l'excitabilité aux deux espèces de courants. — Pour les muscles, disparition de la contractilité faradique ; excitabilité galvanique très faible, avec prédominance du pôle positif.

B..., 68 ans, commissionnaire à Montpellier, reçoit à la tête, le 12 avril 1880, un coup de pied de cheval qui le renverse sans connaissance. On le transporte à Saint-Éloi. Plaie contuse de la région temporale gauche, écoulement sanguin considérable par l'oreille du même côté, déviation complète de la face à droite. Des stimulants de tout ordre, des révulsifs énergiques, sont employés. Il ne reprend ses sens qu'au bout de trois heures; alors, surdité à gauche. Il existe évidemment une fracture du rocher avec altération du nerf de la septième paire.

Deux mois après, la blessure est guérie. On ne voit plus sortir qu'à de longs intervalles, du conduit auditif, un liquide séreux à peine coloré. L'intelligence, un instant troublée, est revenue ; mais la paralysie persiste, l'ouïe est toujours dure. Le malade demande à passer à l'Hôpital-Général ; nous l'observons le 21 juin dans le service des vieillards.

A l'examen : Déviation faciale extrêmement marquée, même au repos. La bouche est soulevée du côté droit, les cartilages du nez sont inclinés, tordus pour ainsi dire dans le même sens.

A gauche, joue flasque et pendante; elle flotte passivement, comme un voile lâche, à chaque mouvement respiratoire. Impossibilité absolue de siffler et de souffler ; la préhension des aliments est difficile, la mastication lente et pénible.

Les mouvements de la langue ont conservé leur direction habituelle, mais le goût est aboli dans la moitié correspondante à la paralysie ; la coloquinte et les substances les plus amères, les plus désagréables, ne produisent aucune impression.

L'occlusion de l'œil ne peut plus se faire volontairement ni par réflexe. L'absence des mouvements de la paupière supérieure et l'inertie du muscle de Horner permettent aux larmes de se répandre librement au dehors, d'où sécheresse continuelle de la fosse nasale.

En outre, le contact persistant de l'air a déterminé une conjonctivite déjà très intense. La cornée elle-même commence à s'altérer.

Du côté paralysé, les bruits les plus forts sont difficilement perçus ; la pression est douloureuse au niveau de l'apophyse mastoïde, où se trouve une cicatrice profonde, trace manifeste du traumatisme précédemment subi.

On ne procède pas à une excitation méthodique des nerfs et des muscles par les deux courants. La faradisation est seule employée dans un but exclusivement thérapeutique ; elle permet cependant de constater à gauche une diminution générale d'excitabilité. Il faut toujours un courant énergique pour obtenir de faibles contractions.

Des toniques sont prescrits ; un bandage est appliqué sur l'œil pour le mettre à l'abri de toute irritation extérieure.

Dans les premiers jours de juillet, les phénomènes d'inflammation oculaire ont disparu, mais l'électrisation n'a donné encore aucun résultat. Le malade présente une asymétrie faciale aussi grande qu'au début. Il tient d'ailleurs fort peu à la forme plus ou moins régulière de son visage. Son plus vif désir est de satisfaire son humeur vagabonde et ses habitudes invétérées d'alcoolisme. Comme il ne souffre plus, il renonce au traitement et sort de l'hôpital.

Nous le retrouvons dix-huit mois plus tard, le 6 janvier 1882, à la Clinique médicale de l'Hôtel-Dieu Saint-Éloi, où l'amènent des rhumatismes. Sa physionomie a changé d'aspect. Des contractures se sont partout développées à gauche dans le domaine du nerf atteint, et c'est maintenant de ce côté qu'a lieu la déviation de la face. L'œil, autrefois largement ouvert, est fermé ; il faut un assez grand effort pour écarter les paupières. Les autres symptômes n'ont subi aucune modification : il y a toujours surdité, altération du goût, troubles continuels dans la sécrétion des larmes.

L'exploration électrique est faite cette fois avec soin. On note :

1° Disparition presque absolue de l'excitabilité faradique dans tout le côté gauche. Le courant, au maximum d'intensité, ne produit rien sur les branches mêmes du facial; directement porté sur les muscles, élévateur des lèvres, zygomatiques, buccinateur, il donne à peine de légères contractions qui font d'ailleurs souvent défaut. A droite, au contraire, il suffit d'une très faible excitation pour obtenir dans les points symétriques de violentes secousses.

2° Le nerf lésé a perdu aussi toute sensibilité galvanique. 20 éléments avec une déviation de 12 milli-ampères n'ont sur lui aucun effet. Des signes manifestes d'une vive réaction se montrent déjà avec 10 éléments et 14 milli-ampères, du côté sain.

3o Sur les muscles paralysés, influence réelle mais très affaiblie du courant continu. Le minimum de contraction du releveur de la lèvre supérieure n'est obtenu qu'avec 16 éléments et 9 milli-ampères ; du côté droit, les contractions commencent à paraître sous l'influence de 8 éléments et 3 milli-ampères. En outre, altération de qualité très remarquable : c'est l'action du pôle positif qui prédomine toujours à gauche.

16 éléments et 9 milli-ampères donnent : avec le pôle positif, une secousse légère à la fermeture (AnSZ) et à l'ouverture (AnOZ) ; avec le pôle négatif, rien à l'ouverture ni à la fermeture.

20 éléments et 12 milli-ampères donnent : avec le pôle positif, une secousse assez forte à la fermeture, un peu moins forte à l'ouverture ; avec le pôle négatif, une secousse faible à la fermeture, rien à l'ouverture.

Un courant plus intense ne peut être supporté. A droite, les règles physiologiques sont partout exactement vérifiées.

Une deuxième exploration, puis une troisième, faites un peu plus tard, donnent les mêmes résultats. On institue un traitement électrique approprié ; mais le malade, dont les douleurs rhumatismales ont disparu dans le bras gauche, demande à sortir et quitte l'hôpital.

La réaction de dégénérescence existe encore fréquemment dans les paralysies obstétricales ; elle accompagne surtout celles qu'entraîne parfois, dans le plexus brachial, l'application du forceps et le dégagement pénible du membre supérieur. La version, les présentations du tronc après l'issue de la tête, des tractions exercées sur l'épaule, peuvent, dans ce cas, leur donner naissance. Les phénomènes électriques sont alors plus ou moins marqués. Bailly et Onimus citent un fait intéressant avec guérison ; la réaction n'était que partielle et disparut très vite.

OBSERVATION VI.

Lésions du plexus brachial produites par les manœuvres du dégagement du tronc après l'expulsion de la tête. — Modifications de la contractilité électro-musculaire. — Guérison au bout de trois mois. (Résumé d'une note présentée à l'Académie des Sciences, 1878.)

Chez une femme à bassin dirigé très obliquement en arrière et dont l'enfant, très gros, présente une largeur exceptionnelle des épaules, on est forcé d'aller dégager l'épaule postérieure avec le doigt porté sous l'aisselle. Par suite de cette manœuvre, il se produit aussitôt une paralysie d'un grand nombre des muscles du bras. Dès le troisième jour, on observe les faits suivants :

Le deltoïde, le sous-épineux, le biceps et le brachial antérieur, sont entièrement paralysés. Ils ne répondent jamais à l'excitation des courants induits, tandis qu'ils se contractent sous l'influence des courants continus.

Le courant galvanique est, en outre, plus puissant du côté paralysé que dans les points symétriques du côté sain. En même temps, les contractions sont plus marquées avec le pôle positif qu'avec le pôle négatif. Un traitement par l'électricité galvanique est institué. Deux mois après, la contractilité électro-musculaire présente un phénomène curieux : les courants induits ne donnent toujours aucune contraction et l'irritabilité par les courants continus a beaucoup diminué. On note aussi l'apparition de mouvements volontaires très limités. Trois semaines plus tard, après une période de contractures de moyenne intensité, les mouvements volontaires sont partout revenus ; ils sont seulement moins étendus et plus lents que ceux des muscles sains. La contractilité est également revenue pour les courants induits, mais reste encore un peu affaiblie. Quant à l'excitabilité galvanique, elle est absolument normale. La guérison rapide ainsi obtenue tient à deux causes : la première est l'application des courants continus, et la seconde l'emploi de ces courants au début de la maladie.

Viennent ensuite les différentes espèces de *névrite*. Celle-ci peut se développer sous l'influence d'une cause externe (projectile de guerre, instruments piquants, tranchants, contondants, etc...); on retombe alors dans les conditions précédentes. Mais souvent aussi elle est de cause interne. L'inflammation d'un organe se propage aisément aux nerfs situés dans le voisinage ; les maladies infectieuses, les intoxications, produisent des névrites. Bernhardt a signalé une névrite radiale chez une typhique et Joffroy chez un varioleux. Charcot et Vulpian, Leyden et d'autres auteurs, ont fait connaître les mêmes altérations dans la diphtérie, le saturnisme et plusieurs diathèses. Dans ces nombreuses circonstances, on a presque toujours l'occasion d'observer la réaction de dégénérescence.

On la constate aussi dans les paralysies dites *a frigore* ou rhumatismales. Dans cet ordre de faits, l'hémiplégie de la face occupe de beaucoup le premier rang. La cause en est due sans doute au passage du nerf dans un étroit conduit où la plus faible congestion, la moindre poussée fluxionnaire, provoque une très forte compression. Les exemples sont si nombreux et ont été si bien étudiés qu'on a pu, suivant sa gravité et les réactions électriques qu'elles présentent, distinguer trois formes de paralysie faciale :

1° Une forme légère, caractérisée par l'absence complète de modifications dans l'excitabilité électrique, soit galvanique, soit faradique, des nerfs et des muscles. Tout réagit comme à l'état normal et tant que dure la paralysie. La guérison survient au bout de trois semaines et la plupart du temps sans traitement.

2° Une forme moyenne, dans laquelle on observe la réaction de dégénérescence partielle. L'excitabilité du nerf ne disparaît

jamais entièrement ; elle diminue seulement pour les deux espèces de courants. Dans les muscles, au contraire, les réactions
déjà décrites sont très marquées. Elles se révèlent vers la fin de
la deuxième semaine, et à ce moment, le nerf étant à peine
atteint, le contraste est frappant entre l'excitation directe ou
indirecte du muscle. L'excitation directe donne une contraction
lente, soutenue ; le pôle positif agit à la fermeture plus puissamment que le pôle négatif (AnSZ > KaSZ). L'excitation indirecte
donne une secousse rapide, instantanée, et plus forte à la fermeture avec le pôle négatif qu'avec le pôle positif (KaSZ > AnSZ).
La guérison est obtenue en général au bout d'un mois à six
semaines ; les modifications électriques peuvent longtemps persister après le retour des mouvements volontaires.

3° Une forme grave, qui présente complètement tous les phénomènes de la réaction de dégénérescence : diminution progressive et perte absolue pour le nerf des deux espèces d'excitabilité ;
abolition, pour les muscles, de l'excitabilité faradique et augmentation quantitative avec altération qualitative de l'excitabilité
galvanique. La durée est très longue et parfois même la paralysie
est incurable.

Cette classification est due à Erb. Elle est intéressante, juste
dans la plupart des cas, et mérite par suite d'être conservée.

L'*Entartung's-Reaction* apparaît très souvent dans les paralysies consécutives aux maladies aiguës, aux intoxications, aux
maladies infectieuses (variole, diphtérie, fièvre typhoïde, etc.).
Elle ne fait jamais défaut dans les paralysies saturnines. A ce
sujet, l'observation suivante est des plus intéressantes. Elle
montre nettement les modifications de quantité et de qualité
dont il s'agit. On y voit, de plus, un parallélisme complet entre
le retour des phénomènes électriques à l'état normal et la marche décroissante des accidents.

OBSERVATION VII.

Goutte et saturnisme. — Paralysie des extenseurs, surtout marquée du côté droit.
— Réaction complète de dégénérescence. — Amélioration des plus marquées
après deux mois de traitement.

P..., Gustave, peintre en bâtiment, né à Versailles, est âgé de
37 ans. Son père, mort d'apoplexie, était asthmatique ; sa mère a eu
plusieurs attaques de rhumatisme. Il a deux frères et une sœur qui
souffrent tous des articulations.

Dans son histoire pathologique, on note la variole à 12 ans ; une
luxation du genou gauche, heureusement réduite, à 15 ; une blen-
norrhagie à 25 ans.

En 1879, premier accident par le plomb : douleurs abdominales
très vives, guéries en quatre jours par la belladone et des purgatifs.
Elles reviennent un peu plus tard et disparaissent encore sous l'influence du même traitement.

Pendant l'hiver de 1880, gonflement considérable du médius à la
main droite. Il apparaît brusquement au milieu de la nuit et siège à
l'union des deux premières phalanges. C'est une attaque de goutte
extrêmement pénible, qui dure quinze jours. La même jointure a
été depuis plusieurs fois atteinte ; des indurations, des dépôts, se sont
formés lentement autour d'elle.

En 1881, au commencement d'avril, faiblesse croissante dans le
membre supérieur du côté droit. Les doigts se fléchissent, l'index
d'abord, puis les deux suivants, enfin l'auriculaire. La main se met
en pronation. Le professeur Hardy diagnostique aisément, à la Charité, une paralysie saturnine des extenseurs, qu'il traite surtout par
les courants faradiques. L'électrisation a lieu tous les deux jours. Un
pôle est appliqué au coude ; l'autre, muni d'une éponge mouillée, est
promené sur les muscles. En même temps, bains sulfureux et iodure
de potassium à doses progressives.

Guérison presque complète au bout de cinq mois. Le malade sort
de l'hôpital le 14 août et reprend son travail. Aggravation rapide à
la fin de janvier. Il entre alors à la Salpêtrière.

On constate à droite une flexion permanente et absolue des quatre
derniers doigts. On peut les redresser facilement, mais l'extension
volontaire est impossible. Les mouvements de latéralité ont aussi

disparu. Le pouce a seulement conservé son état normal. La main
est à la fois inclinée sur l'avant-bras et en pronation forcée.

Atrophie prononcée des interosseux dorsaux ; des enfoncements, des
dépressions considérables se montrent à leur place entre les méta-
carpiens. Le cubital postérieur, les radiaux, les extenseurs, se dessi-
nent à peine sous l'enveloppe cutanée, qui semble sur certains points
directement en rapport avec les os sous-jacents. Les muscles du bras
et de l'épaule sont intacts ; le long supinateur est légèrement diminué de volume ; les fléchisseurs forment un relief assez marqué. Il
existe à gauche un peu de faiblesse, depuis quelque temps, sans paralysie véritable. L'index et le médius tendent à se fléchir. Rien de
particulier aux membres inférieurs ; absence générale d'anesthésie.
Aux dents et aux gencives, liseré classique.

Contre ces accidents, M. Charcot a seulement recours à l'électricité.
Le Dr Vigouroux soumet le malade, trois fois par semaine, à l'action
des courants faradiques et continus associés. La méthode polaire est
toujours employée. Un pôle est placé sur le sternum, l'autre va
directement exciter les parties malades. Chaque séance dure environ
de dix à vingt minutes.

Voici, à côté des effets thérapeutiques obtenus, les principales
réactions électriques que nous avons notées.

Nous donnons uniquement d'une manière spéciale, pour éviter
trop de détails, celles du nerf et du muscle les plus altérés : le nerf
radial et le muscle cubital postérieur.

7 février. — 1re séance.

Nerf. — Excitabilité absolument disparue ; les deux courants au
maximum d'intensité ne produisent aucune contraction.

Muscle. — La faradisation ne donne rien. Le courant galvanique
montre une excitabilité beaucoup plus faible que du côté gauche. En
même temps, altération qualitative ; le pôle positif agit mieux que
le négatif à la fermeture ; c'est le contraire à l'ouverture.

$$ASZ > KSZ.$$
$$AOZ < KOZ.$$

La secousse est lente, pénible, pour ainsi dire, et de longue durée.
Elle ne produit aucun déplacement de la main ; on voit seulement le
tendon se raidir en soulevant la peau.

15 février. — 5e séance.

Nerf. — Excitation très faible, à peine visible, par le courant faradique ; rien au galvanique.

Muscle. — Secousse légère avec le courant interrompu. La galvanisation révèle encore une sensibilité inférieure à celle du côté opposé ; différence moins grande entre les pôles, mais toujours de même sens.

$$ASZ > KSZ$$
$$AOZ < KOZ$$

Les contractions sont devenues plus nettes. Elle n'ont aucune action sur le poignet ; la volonté du malade est plus puissante, car il peut lui-même incliner sa main légèrement vers le bord externe et l'étendre. Ces mouvements étaient impossibles les jours précédents.

22 février. — 8ᵉ séance.

Nerf. — Réactions avec les deux courants. Elles augmentent rapidement à chaque nouvelle électrisation, surtout par le courant interrompu. L'influence du courant galvanique existe seulement au pôle négatif.

Muscle. — Augmentation considérable de l'excitabilité faradique. Courant continu : à la fermeture, différence très faible entre les deux pôles en faveur du positif. Égalité à l'ouverture.

$$ASZ > KSZ$$
$$AOZ = KOZ$$

28 février. — 11ᵉ séance.

Nerf. — Marche rapide vers l'état normal.

Muscle. — Contractions très marquées avec l'électricité faradique. Pour le courant galvanique, égalité d'action des deux pôles à la fermeture ; le pôle négatif ne produit rien à l'ouverture, le positif donne une assez forte secousse.

$$ASZ = KSZ$$
$$AOZ = ASZ$$

L'action du courant se fait sentir à la main, qui, à chaque excitation, se redresse et se porte dans l'adduction. Les mouvements volontaires sont aussi plus faciles et plus étendus.

14 mars. — 18ᵉ séance.

Réaction presque égale des deux côtés. Elles ont repris, pour le nerf et le muscle, leurs caractères physiologiques. Le pôle négatif prédomine. Au minimum d'intensité, il donne seul des contractions.

$$KSZ > ASZ$$

Le nerf cubital et les autres muscles, ainsi électrisés, sont passés par les mêmes phases. A gauche, on n'a jamais noté la moindre altération qualificative, mais une excitabilité plus grande dans les dernières séances.

Le 17 mars, une mobilité satisfaisante est partout revenue. Sous l'influence de la volonté, la main peut s'étendre, les doigts peuvent s'allonger et se déplacer latéralement, sauf le médius. L'atrophie est à peine marquée. Tout fait prévoir une prochaine guérison. Nous cessons à cette époque d'observer le malade, qui continue son traitement.

Les modifications de l'excitabilité électrique sont parfois constatées dans le saturnisme avant que les muscles soient manifestement atrophiés, alors que la paralysie est à peine marquée, à peine appréciable. Bernhardt, Erb et quelques autres observateurs ont signalé des cas de ce genre. On peut y ajouter le fait suivant, sur lequel nous attirons spécialement l'attention.

OBSERVATION.

Hystérie avec intoxication saturnine. — Parésie des extenseurs dans les deux avant-bras. — Réaction de dégénérescence.

Une femme de 32 ans, pâle, délicate, profondément anémiée, se présente à la consultation du Dr Vigouroux au mois d'avril 1881. Elle a depuis longtemps des crises nerveuses avec douleur ovarique, constriction à l'épigastre, sensation de boule remontant jusqu'au pharynx, étouffement, larmes abondantes. Ce sont les signes d'une attaque incomplète d'hystérie. La névrose se révèle d'ailleurs par d'autres symptômes. Trois années avant, une incontinence d'urine rebelle à tous les traitements avait, un jour, brusquement disparu sans cause appréciable. Des névralgies passagères surviennent parfois en divers points, à la face, aux lombes, dans les membres. Une dernière preuve se montre enfin dans ses antécédents héréditaires ; la mère, morte à 40 ans, avait des convulsions et perdait souvent connaisance.

Le bromure et l'électricité statique sont employés. Trois mois après, amélioration. Les attaques sont rares, la malade est plus calme ; mais alors, un fait particulier, négligé jusqu'à ce jour, attire l'attention : c'est l'existence d'une faiblesse extrême à l'avant-bras et à la main, des deux côtés. Examen électrique des nerfs et des muscles.

De part et d'autre, le nerf radial, excité au niveau du coude, répond à peine aux deux courants. Les extenseurs ont aussi perdu presque entièrement leur sensibilité faradique ; ils présentent au contraire une réaction galvanique exagérée. On obtient, en outre, les plus fortes secousses avec le pôle positif. Les autres muscles, le nerf cubital et le médian, ont partout conservé leur état normal.

Étonné de ces résultats, le Dr Vigouroux cherche à s'en rendre compte. Il analyse de plus près les mouvements volontaires et s'aperçoit que l'extension surtout est difficile. Il regarde les gencives et trouve un liseré caractéristique. Une interrogation plus complète lui apprend, de plus, que la malade a depuis son enfance une abondante leucorrhée. Pour la combattre, elle fait chaque jour, depuis plusieurs années, des njections vaginales avec l'extrait de saturne à hautes doses. Elle a même éprouvé, à diverses reprises, de vives douleurs abdominales qui ressemblent beaucoup, d'après la description qu'elle en donne, aux coliques de plomb. Le doute n'est plus permis : on a évidemment affaire à une intoxication saturnine.

Une électrisation régulière par les deux sortes de courants est. dès cette époque instituée. En février 1882, nous pouvons en constater nous-même les heureux résultats.

Rien, dans ce cas, ne faisait prévoir l'existence d'une paralysie saturnine. La faiblesse musculaire que la malade présentait dans les deux bras était attribuée à l'hystérie et traitée comme telle. Nul doute que l'intoxication par le plomb n'eût passé longtemps encore inaperçue, si le hasard, pour ainsi dire, n'avait révélé les anomalies électriques.

Restent les maladies de la moelle et du bulbe. La réaction de Erb se montre habituellement toutes les fois que, dans la moelle, les cellules motrices des cornes antérieures sont lésées. C'est ainsi qu'on a pu l'observer dans les différents ordres d'amyotro-

phies spinales secondaires, dans la sclérose latérale amyotrophique (Pick), la paralysie infantile (Brenner, Erb), la paralysie
spinale aiguë de l'adulte et l'atrophie musculaire progressive
(Remak et Vierrordt) ; seulement, dans ces diverses circonstances, la réaction n'est la plupart du temps que partielle. Le
muscle seul réagit anormalement, tandis que le nerf paraît à peu
près intact. Les phénomènes électriques sont limités d'ailleurs
assez souvent, comme l'atrophie elle-même, à certains muscles
isolés, et, dans ces muscles, à quelques faisceaux bien détermi-
nés. Les hémorrhagies abondantes, les tumeurs des méninges, les
déformations de la colonne vertébrale, peuvent aussi leur donner
naissance en comprimant et détruisant la substance grise dans la
partie antérieure de l'axe médullaire. Ils surviennent enfin dans
les altérations du bulbe quand les noyaux moteurs de cet organe
sont atteints.

§ IV. — Valeur séméiologique de la réaction de dégénérescence.

En résumé, l'énumération précédente montre nettement que
la réaction de dégénérescence est surtout observée dans les lésions périphériques du système nerveux, quelle que soit leur
origine (traumatique, infectieuse, toxique, etc...). Mais, bien que
cette cause soit de beaucoup la plus fréquente, elle n'est pourtant
tant pas exclusive, comme on l'a cru longtemps. L'*Entartung's-
Reaction* accompagne aussi très souvent certaines maladies de la
moelle sans lésions des nerfs bien déterminées. On remarquera
seulement que, dans tous ces cas, l'altération médullaire porte
toujours sur les cornes antérieures de la substance grise. Jusqu'à
présent, la réaction de Erb n'a jamais été constatée avec des lésions limitées aux cornes postérieures ou aux faisceaux blancs.
Elle fait absolument défaut dans l'ataxie locomotrice et le tabes
dorsal spasmodique, et manque surtout dans les maladies cérébrales avec ou sans altération descendante des cordons latéraux,

à moins toutefois que les cornes antérieures ne soient en même temps intéressées. Les faits cliniques semblent donc assigner, dans l'état actuel de la science, à la réaction dégénérative une valeur séméiologique assez précise : elle signifierait *qu'il existe une lésion dans la partie périphérique du système nerveux ou dans les cornes antérieures de la substance grise de la moelle épinière.* Mais là s'arrêtent les renseignements. Pour mieux préciser le siège de la lésion, pour la localiser dans l'axe médullaire ou dans les nerfs, le centre ou les conducteurs, il faut absolument, comme d'ailleurs pour en connaître la cause, avoir recours à d'autres symptômes.

Au point de vue du PRONOSTIC, on peut dire qu'il y a des rapports intimes entre l'état anatomique et les réactions électriques des parties malades. Les muscles paralysés ont-ils conservé intégralement leurs propriétés électriques, il faut en conclure que la paralysie sera légère et de courte durée ; si, au contraire, on constate les modifications qualitatives et quantitatives énumérées plus haut, le pronostic sera plus grave ; si enfin l'excitabilité disparaît et s'affaiblit graduellement pour les deux espèces de courants, ce sera un signe du plus fâcheux augure : il prouvera que la régénération des éléments nerveux et des muscles ne s'opère point, et que la paralysie est irrémédiable. Ajoutons cependant qu'on trouve quelquefois des exceptions. Dans une paralysie faciale qui disparut rapidement, Brenner a constaté une diminution assez marquée de l'excitabilité faradique et galvanique pendant quelques jours. Le même auteur cite un fait qui avait les apparences d'une forme grave, avec réaction de dégénérescence complète, et guérit pourtant en peu de temps. Malgré ces faits contradictoires et les réserves qu'ils comportent, l'*Entartung's-Reaction* n'en demeure pas moins un élément de pronostic d'une grande portée, qu'on doit toujours chercher à utiliser.

CONCLUSIONS.

Nous venons d'étudier successivement chaque modification de l'excitabilité électrique des nerfs moteurs et des muscles, en indiquant les maladies dans lesquelles on la rencontre. Il est bon maintenant, à titre de conclusion et pour donner une idée plus précise de la valeur séméiologique de tous ces faits, de reprendre la question à un autre point de vue, c'est-à-dire d'envisager successivement les diverses maladies du système nerveux et des muscles, et de mettre en regard les symptômes électriques qu'elles peuvent présenter. Pour rendre la chose plus saisissante et les détails nous paraissant inutiles, nous avons résumé les résultats de cette enquête dans le tableau suivant, qui peut être considéré comme la synthèse clinique actuelle de l'électro-diagnostic.

Il va sans dire que, la question étant encore récente et complètement à l'étude, les conclusions indiquées donnent simplement l'état actuel de la science, sans avoir la prétention de préjuger l'avenir d'une manière définitive.

I. — Cerveau.

1° Paralysies sans dégénérescence secondaire ni contractures.
{ Excitabilité *normale* dans la grande majorité des cas.

Très rarement *diminution* légère et tardive d'excitabilité.

2° Paralysies avec dégénérescence secondaire et contractures.
{ *Augmentation* très légère d'excitabilité au moment où les contractures vont s'établir; ensuite *diminution* graduelle et parfois *abolition* complète.

II. — Bulbe.

Paralysie labio-glosso laryngée.
{ Simple *diminution* d'excitabilité dans quelques formes lentes et incomplètes.

Ordinairement, et surtout dans les formes types, *réaction de dégénérescence* partielle.

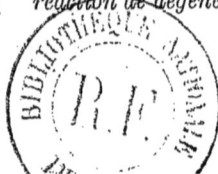

13

III. — Moelle.

Myélites systématisées.	**1° CORDONS LATÉRAUX.**	*a.* Dégén. descendantes consécutives à une lésion cérébrale ou à une altération médullaire. — Voir Cerveau (2°).
		b. Tabes dorsal spasmodique. — *Augmentation* faible et passagère d'excitabilité au début; plus tard, *diminution* considérable.
		c. Sclérose latérale amyotrophique. — *Augmentation* faible et passagère d'excit. au début ; plus tard, simple *diminution* parfois, mais plus souvent *réaction de dégén.* partielle.
	2° CORDONS POSTÉR.	Ataxie locomotrice progressive. — *Augmentation* très rare, légère et peu durable au début; *diminution* considérable et constante à la dernière période.
	3° CORNES ANTÉR.	*a.* Amyotrophies spinales secondaires. — Parfois, simple *diminution* graduelle et *abolition* d'excit. Beaucoup plus souvent, *réaction de dégén.* partielle.
		b Sclér. lat. amyotroph. — Voir plus haut.
		c. Paralysie infantile et spinale aiguë de l'adulte. — *Réaction de dégénérescence* partielle.
		d. Atrophie musculaire progressive. — Très rarement, dans les formes lentes et incomplètes, simple *diminution* graduelle d'excit. Plus souvent, et toujours dans le type Aran-Duchenne, *réaction de dégénér.* partielle.
Myélites diffuses et maladies cérébro-spinales.		Inflammations diffuses à marche envahissante et rapide; spécialement paralysie ascendante aiguë (Maladie de Landry). — Le plus souvent, *diminution* graduelle et *abolition* d'excit. sans modifications *qualitatives*
		Sclérose en plaques et paralysie générale à forme spécial. motrice. — *Diminution* graduelle sans modifications *qualitatives.*

IV. — Paralysies périphériques.

1. Traumatismes divers (accidentel, chirurgical, ob-
   stétrical, etc.)...................................
2. Névrites...
3. Paralysies *à frigore* ou rhumatismales.........
4. Paralysies infectieuses (diphtérie, fièvres éruptives,
   dothiénentérie etc.)............................
5. Saturnisme......................................

Dans tous les cas, *réaction de dégénérescence* complète.

V. — Névroses.

1. Neurosthénie....................................
2. Contractures hystériques........................
3. Convulsions de la face..........................
4. Crampe des écrivains............................
5. Chorée..
6. Tétanie...

Augmentation très marquée et persistance d'excitabilité

7. Paralysie hystérique. — Excit. généralement *normale*.
8. Hémianesthésie hystérique. — *Augmentation* de la résistance au passage du courant continu dans le côté insensible.

VI. — Maladies des muscles.

1. Myosite...
2. Atrophie par inertie fonctionnelle..............
3. Pseudo-hypertrophie.............................
4. Atrophie par lésions articulaires...............

Diminution constante et graduelle d'excitabilité sans *réact. de dégénér.*

INDEX BIBLIOGRAPHIQUE [1].

R. Remack.— Galvanothérapie. 1858.

Pflüger.— Untersuchungen über die Physiologie des Electrotonus. Berlin. 1859.

Baierlacher.— Zeitschr. f. ration. Medic., 3me sér., Bd. V. 1859.

Brenner.— Versuch zur Begründung einer ration. Methode der Elektrotherapie., etc. (Petersb.med. Zeitschr., III. 1862).— Untersuchungen u. Beobachtungen, Bd. II. 1869.

Neumann.— Deutsche Klinik. 1864, n° 7.

V. Ziemssen.— Elektricität in d. Medic., 2 Aufl. 1864 ; 3 Aufl. 1866.

V.Ziemssen u. Weiss.— Die Veränderungen der el. Erregbarkeit bei Traumat. Lähmungen. (Ibid., IV. 1868.)

Vulpian.— Recherches relatives à l'influence des lésions traumatiques, etc. (Arch de Physiol. norm. et path. 1872.)

Onimus et Legros.— Traité d'électricité médicale, pag. 571. 1872.— Art. musculaire (Système), (physiologie), in Diction. encycl.)

M. Rosenthal.— Klinik d. Nervenkrankh., 2 aufl, § 581. 1875.

Bernardt.— Eigenthümlicher Verlauf einer (schweren) Peripheren Lähmung des N. facialis. (D. Arch. f. klin. Medic., XIV. S. 433. 1874.)

Benedikt.— Nervenpathologie und Electrotherapie. Leipzig, 1874, bis 1877.

Tripier.— Applications de l'électricité. Paris. 1874.

O. Berger.— Z. Pathologie d. rheumat. Facialislähmung. (Deutsch. med. Woch., 1876, n° 49.)

Chauveau.— Théorie des effets physiologiques produits par l'électricité. (Journal de Physiologie, tom. II, III. 1859, 1860) — Comptes rendus de l'Académie des Sciences. 1875, 1876.

---

[1] Nous indiquerons seulement ici les auteurs que nous avons consultés dans nos recherches, et dont la lecture peut être utile au praticien.

Duchenne (de Boulogne).—De l'Électrisation localisée et de son application à la pathologie et à la thérapeutique (3me édition. 1872).

Pick. — Fall v. Sclerose later. Amyotroph. (Arch. f. Psych. u. Nerv., VIII. S. 294. 1878.)

Vierordt.— Ueber atroph. Lähmungen d. ob. Extremität. (D. Arch. f. klin. Med. 1882.)

N. Weiss.—Ueber Tetanie. (Volkmann's Samml. klin. Vortr., n° 189. 1881.

Jaccoud.— Les paraplégies et l'ataxie. Paris, 1864.— Clinique médicale. Paris, 1857 ; 2me édition, 1869.— Traité de pathologie interne, tom. I. Paris, 1869. — Article *Électricité* (Nouveau Dictionnaire de Médecine et de Chirurgie pratiques, tom. XII. 1878).

Strauss.— Article *Muscles* (Nouveau Dictionnaire de Médecine et de Chirurgie pratiques).

Teissier fils.— Thèse d'agrégation. Paris, 1878.

Grasset.—Traité pratique des maladies du Système nerveux (2me édition). 1881.

Vigouroux.— Sur le rôle de la résistance électrique des tissus dans l'électro-diagnostic (Société de Biologie, 1879). — Gazette médicale, 1877.— Progrès médical, 1882.

A. Estorc.— Note sur l'action des courants continus étudiée au double point de vue physiologique et pathologique. (Gazette hebdomadaire de Montpellier.— Archives de Neurologie, 1882.)

Erb (Wilhelm) Handbuch der Elektrotherapie. (V. Ziemssen's Handbuch der allgemeinen Therapie, dritter Band. Leipzig, 1882.)

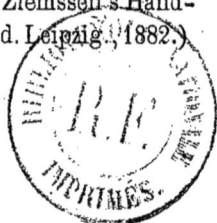

EXPLICATION DES PLANCHES

PLANCHE I.

Résistance électrique des tissus chez deux individus sains. — *Tracé* 1 : Faible résistance : le maximum de déviation est de 9 milli-ampères et est atteint en 5 minutes. — *Tracé* 2 : Forte résistance ; le maximum de déviation est de 3 milli-ampères et est atteint en huit minutes.

PLANCHE II.

Résistance électrique comparée des deux côtés du corps chez des hystériques atteintes d'hémianesthésie. — Indique le côté le plus sensible ; ...... indique le moins sensible.

1° Ka... (Eva). — Hémianesthésie gauche : résistance plus grande du côté malade à une première application (*tracé* 1), s'atténuant progressivement aux applications ultérieures (*tracé* 2), et finissant par devenir égale à celle du côté sain (*tracé* 3).

2° Geor... (Louise). — Hémianesthésie droite : résultats analogues en quatre électrisations successives.

3° Blanch... — Hémianesthésie gauche : résultats analogues en trois électrisations successives.

4° Blanch... — Après transfert : résultats analogues renversés.

5° Gall... — Hémianesthésie gauche : résultats analogues en deux électrisations successives.

6° Gall... — Hyperesthésie gauche : résultats analogues renversés, en trois électrisations successives.

TABLE DES MATIÈRES

Planche. I.

10 éléments : pôle négatif sur l'avant. bras droit.
pôle positif sur le sternum.

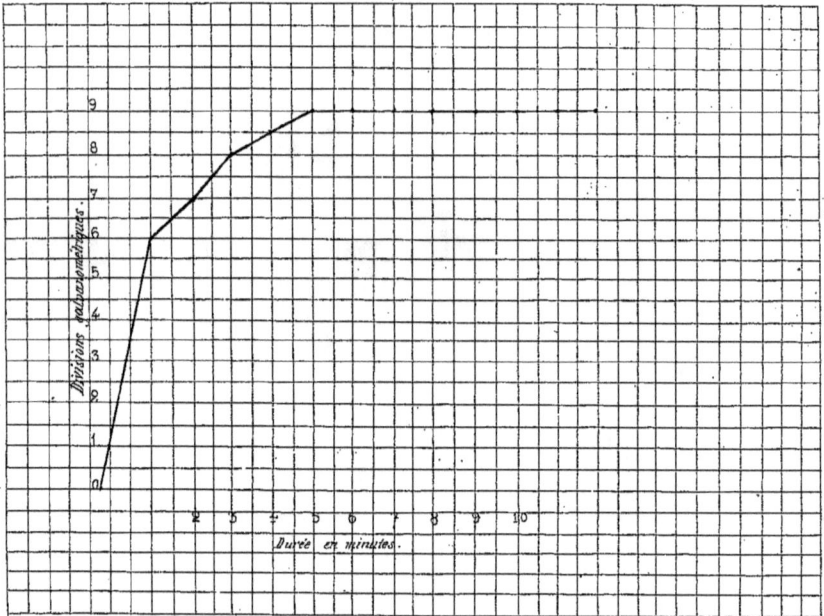

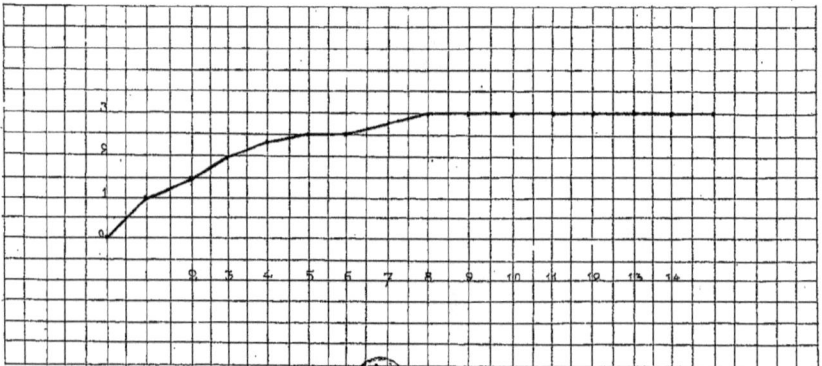

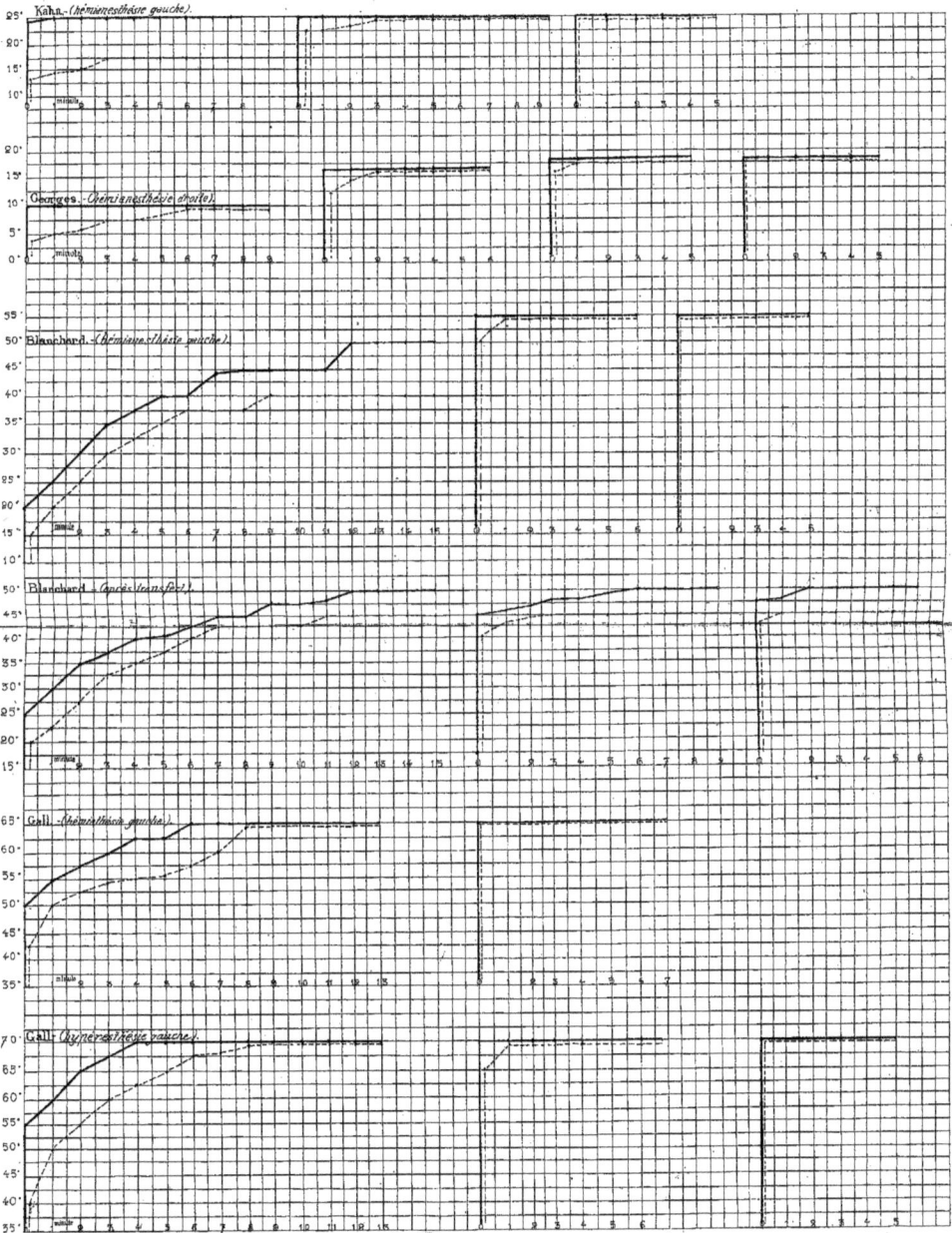

Planche II.

PUBLICATIONS DU MÊME AUTEUR.

***

Scarlatine et Varioloïde ; succession rapide de ces deux fièvres éruptives chez un même sujet. (*Montpellier médical,* 1880.)

Un nouveau cas d'ataxie locomotrice d'origine syphylitique. (Communication faite au Congrès de Reims.)

Compte rendu des travaux de la section des Sciences médicales. (Association française pour l'avancement des Sciences; Congrès de Reims, 1880.)

Déviation conjuguée de la tête et des yeux ; persistance de ce symptôme — Autopsie. (*Gazette hebdomadaire des Sciences médicales de Montpellier,* 1881.)

Nouvelle contribution à l'étude des localisations cérébrales. (*Montpellier médical,* 1881-1882.)

Note sur l'action des courants continus étudiée au double point de vue physiologique et pathologique. (Archives de Neurologie, 1882.)

***